主编

林 鹤

编委

刘 禾 ｜ 商 伟 ｜ 李 陀

彭 昕 ｜ 李雪凇 ｜ 黄 骅

纪实+ 02

药王家族与致命药瘾

止痛毒丸

$$P_{Killer}^{ain}$$

An Empire of Deceit and
the Origin of America's
Opioid Epidemic

〔美〕巴里·迈耶 著

刘婉婷 译

林鹤 审校

Barry Meier

当代世界出版社
THE CONTEMPORARY WORLD PRESS

Pain Killer: An Empire of Deceit and the Origin of America's Opioid Epidemic

Copyright ©2003, 2018 by Barry Meier

All rights reserved. Published by arrangement with Chase Literary Agency LLC, through The Grayhawk Agency Ltd.

著作权合同登记号：图字 01-2022-6736 号

图书在版编目（ＣＩＰ）数据

止痛毒丸：药王家族与致命药瘾 /（美）巴里·迈耶著；刘婉婷译 . -- 北京：当代世界出版社，2023.1

  ISBN 978-7-5090-1699-2

Ⅰ．①止… Ⅱ．①巴… ②刘… Ⅲ．①药瘾—研究 Ⅳ．① R969.3

中国版本图书馆 CIP 数据核字（2022）第 214187 号

书　　名：止痛毒丸：药王家族与致命药瘾
出 品 人：丁　云
责任编辑：刘海光　　陈邓娇
特约编辑：吴艳萍
封面设计：今亮后声
内文排版：吴　磊
出版发行：当代世界出版社
地　　址：北京市东城区地安门东大街 70-9 号
邮　　箱：ddsjchubanshe@163.com
编务电话：（010）83907528
发行电话：（010）83908410
经　　销：新华书店
印　　刷：北京中科印刷有限公司
开　　本：880 毫米×1230 毫米　　1/32
印　　张：7
字　　数：145 千字
版　　次：2023 年 1 月第 1 版
印　　次：2023 年 1 月第 1 次
书　　号：978-7-5090-1699-2
定　　价：59.00 元

图书策划：▨ 活字文化

丛书总序

记录历史的方式，可以是宏大的历史叙事，也可以是细微的纪实描述。20世纪中叶在美国兴起的非虚构写作，就是一种贴近生活进而去记录和展示历史的创作方式。这类作品以具体而真实的事件、人物为依据，层层剖析和追踪，力求揭示"真相"，为历史增添具有可信度的细节。另一方面，这种写作强调以文学的语言讲述故事，侧重可读性和感染力，因而获得了一大批读者的情感共鸣。美国的非虚构写作兴盛多年，积累了大量的作品，为我们深入具体地了解这个国家的社会与历史，提供了更有吸引力的途径。

中美恢复交往已近半个世纪，国内引进的美版图书可谓汗牛充栋。粗看起来，我们好像已经熟知美国的方方面面，但若细究，我们耳熟能详的多半还是那些大叙事视角下的作品。美国是一个由不同片区、不同文化、不同族裔拼成的国家，且这几十年来社会变化很大。如果我们对美国的认知仍然停留在由旧闻旧书勾勒的大而化之的简笔速描、理念写生上，采信那些"局外人"走马观花式的认知甚至误读，这般印象不仅刻板干枯，也与当今美国现实有所脱节，据此做出的判断或许会有偏差。

为此，我们延请久居美国的华裔资深学者，从浩若烟海的图书中遴选出具有代表性的深入报道美国社会事件的非虚构作品，组成"A 纪实"译丛。"A"，语出"America"，我们希冀从那一幕幕历史的细节中透视美国的某个片断，正如一张张显微切片，呈现的是对真实人生的深度关注和解读，窥见的是美国的一段段历史和生活细节。当下的美国社会滋生了许多新的现实矛盾，引发了形形色色的新的生存困境和精神困扰，而其根源与过程正隐藏在这些历史的细节当中。如果这一张张拼合起来的切片，能让我们最大限度地接近美国的全景图像，帮助我们在骨架中填入血肉，还原一个真实、立体和复杂的美国，那便是"A 纪实"的最大初心与目的。

我们希望本译丛能够跨越学科疆域，把深入浅出的"真相"带给热心的求知者，也就是，爱书的读者你。

中译本序

真难想象本书第一次出版距今已经二十年了。2003 年初版的时候，我还以为处方麻醉止痛药（即众人皆知的阿片类药物）在全美遭到滥用和误用的狂潮已经缓下来，而本书揭露的秘闻也为大众对抗危机提供了有力的帮助。事实证明这些想法都太天真了。仅去年一年，就有超过十万人死于涉及阿片类药物的过量用药，其中过量致死的大多数案例用到的是非法街头毒品如仿制芬太尼，而不是处方药。另外，各地医生使用强效阿片药如奥施康定的数据直到最近仍在持续增长，尽管已经积累了大量证据表明，长期使用这类药物除了有用药过量的风险，还会对患者的生理和心理造成严重的副作用。

身为记者，我一向关注公共卫生灾难，尤其重视在政府管控之下、由药品及医疗用品生产商制造并销售的合法产品引发的事件，而不是由非法实验室调配而成的违禁黑药。后者是执法的问题。而合法的药品及医疗用品本应代表着业内对医患双方的最佳服务，这些要害产品应该是严格试验、研究与探索的产物。这个体系号称以科学为本，有时也确实如此。但在另一些情况下，比如你将在本书中读到的故事里，以科学为本的旗号实际上纯属虚设。

我不敢妄称对处方药在中国的制造、营销及监管状况有一知半解，不过我猜一定跟美国大相径庭，因为在美国，制药公司会付钱给医生，电视上喋喋不休地在播放药品广告。然而我确实深信，无论是美国、中国还是其他国家的医生都有一个共同点，他们都自觉有责任理解患者的病痛，施加治疗，帮助患者恢复健康。结果，奥施康定的虚假宣传和过度营销所造成的悲剧，就不仅是一个企业贪婪、政府怯懦的故事，它也有关于医生们本想帮助患者，却因为容许期望和权宜之计凌驾于科学之上，竟对患者造成了伤害。

　　总有人问我是怎么卷入这个故事的，这要从 2001 年春天说起。当时我正在《纽约时报》的新闻编辑室上班，有个编辑过来找我，他讲的故事是听俄亥俄州的一个药剂师老朋友说的。简而言之，事情是这样的，有款比较新的处方止痛药名叫奥施康定，制药厂商的药物销售代表正对医生和药剂师夸下海口，说该药用了缓释配方，比起传统麻醉药极不易导致滥用和成瘾。麻烦的是，奥施康定已经成为街头最流行的毒品。

　　当时我对麻醉药、药物成瘾或疼痛治疗都还一无所知。我以为普渡制药和普渡大学多少有点什么关系，当然我从未听说过萨克勒家族，不知道普渡制药是他们家的，也不知道他们捐助了美国、欧洲及其他地区的众多博物馆和医学院。原来，奥施康定的缓释配方是它的阿喀琉斯之踵，因为它含有大剂量纯羟考酮，一种强效阿片类药物。瘾君子和青少年很快发现，只要碾碎药片，奥施康定的有效麻醉成分就能轻松释放。及至 2000 年初，用药过量乃至致死案例的数字就已节节攀升，但普渡制药却坚称一切正常。当时他们已经花费了数百万美元去说服医生相信，奥施康定比别的药更安全。

奥施康定上市时，一场初衷良好、旨在改善疼痛治疗的医疗运动恰好正在推进，这种态势对奥施康定引发的问题堪称火上浇油。没多久以前，医生们还在担心吗啡及其他阿片药会导致成瘾，于是致使癌症和其他绝症患者在临终之前饱受疼痛折磨。可是到了 20 世纪 90 年代，姑息治疗专家已经在比较大方地使用阿片类药物，领军人物罗素·波特诺伊博士（Dr. Russell Portney）发表了一项小型研究，报告自己成功地长时段、大剂量利用阿片类药物，治疗普通慢性疼痛患者。这项研究的规模极小，总共只有 38 位患者参加，但它的影响却极大。仅在美国，忍受慢性疼痛之苦的患者就有成百万，甚至有人估计患者人数多达上千万。奥施康定成了所谓"止痛大战"的上选武器，而普渡制药公司则出资给波特诺伊和其他数百名医生，让他们四处传扬使用阿片类药物是安全的，即便用大剂量也无妨。

在我的记者生涯中，我也曾追踪报道过药品和医疗用品疯狂失控的其他故事，这些故事基本上都有类似的路数。某种医疗用品确有益处，但它通常只对一小类患者的益处大于风险。具体说到奥施康定，获益者包括癌症患者以及用其他方式均告治疗无效的持续疼痛患者。问题是，制药公司要想靠一种药挣大钱，必须针对最大数量的患者群体去推广用药。奥施康定一事正是照此办理的，营销方声称它能治疗背痛、关节炎、牙痛，以及所有你能想到的运动损伤。这笔账很好算。奥施康定的处方量越大，就有越多的药开始流入街头。

必须承认，看到《止痛毒丸》2003 年才出版不久就走衰的情况让我目瞪口呆。不出一年，原出版商就向我提出一个任何作者都不想接受的方案：用每本一美元的价格回收所有滞销的成书，免得它们落进碎纸机。那一刻，我以为自己与奥施康定报道的牵扯已尽，而且当时事态好像确实如此，至少有好几年都是这样。随后在 2007 年，我突然接到一通电话，让我感到还是有人在听我发声。来电话的是弗吉尼亚州的某个联邦检察官办公室，对方告诉我，普渡制药及其三名顶级高管因向医生和患者错误表述奥施康定可能成瘾的问题将受犯罪指控，他们已同意进行认罪答辩。该公司的高管打算乘坐企业专机，从普渡公司所在的康涅狄格州斯坦福德飞去弗吉尼亚州的西部小镇，在当地法院做认罪答辩，随即飞回康涅狄格。他们特别要求不要惊动新闻媒体去追踪事态发展。但联系我的检察官约翰·布朗利（John Brownlee）决定破例通知我。他说我在《纽约时报》上的报道以及《止痛毒丸》一书对政府部门的调查工作助益良多，所以认为我的到场很恰当。

我清楚地记得那一天，2007 年 5 月 10 日，普渡制药的三名高管走向法院，《纽约时报》的摄影师和我就等在那里。他们见此并不高兴。我很开心。那天正好是我的生日，而且我以为正义终于多少得到了一点伸张。又过了十年我才意识到，我又自欺欺人了：这场控辩交易的真正赢家是普渡制药公司及其高管。

十年后，2017 年，我得到了一份从普渡制药公司案结案之后便被封存的文件。这是检方拟好的一份司法部内部报告，建议以重罪指控三名高管，一旦罪名成立，他们就得进监狱。检方还认定，虽然普渡制药不承认，但它其实早在 2000 年以前就已获知奥施康定存在滥用问题，并对美国食品药品管理局和立法机构秘而不宣。该文件中还包括普渡准备用来作证的电子邮件和内部记录，其中一些内容表明，萨克勒家族的某些成员早就获知了奥施康定的滥用问题。

但这些证据在 2007 年都没能见光，因为乔治·W. 布什（George W. Bush）政府的司法部官员拒绝支持检方以重罪指控这些高管，只允许检方提出轻罪指控，案件在上庭之前便已调停完毕，于是本该呈堂的证据都没出现。我总想，如果当初起诉和审判能继续推进，那对美国阿片危机的进程会有多大的改变。

长期追踪此事让我明白一点，无论是在美国、中国还是在其他任何地方，医学和政府政策都必须以科学为主导。肆意使用阿片类药物的情况仍在花样百出地继续发展，因为市场营销的力量盖过了科学，导致悲剧的结果。奥施康定用量日增的这些年来，普渡制药及其医圈盟友反复提及三项研究，声称它们表明疼痛患者对阿片类药物成瘾的概率低于百分之一。我都觉得这三项研究已经成了疼痛管理运动的圣三位一体，因为它们总被那些宣扬必须更积极治疗疼痛的报章杂志反复引用。

我不是科学家，也没那么聪明，但我看到大家都在无脑引用这些研究就觉得很不安，于是决定细究一下。找到这几篇东西并不容易，事实上，它们是如此鲜为人知，我只好扎进华盛顿特区的美国国家医学图书馆档案中才找到。我的发现吓了我一跳。

正如你将在《止痛毒丸》中读到的，这几项所谓研究中最有名的一项被吹捧曾登上了权威医学杂志《新英格兰医学期刊》，但它根本不是一篇正式研究报告，只是写给该刊主编的一封信，而且与阿片类药物的长期使用毫无关系。另外两项研究也是如此。我找到了参与这几项研究的医生，他们得知自己的文章被用来鼓吹长期使用阿片类药物都很震惊。事实证明，阿片药的拥趸不过是精挑细选了一些符合其意图的数据，或是忘了细看研究的全貌。

几年以后，我当面质疑了力推广泛使用阿片类药物的一大主将罗素·波特诺伊博士，问他为什么没有准确复述研究报告。他承认自己引述粗陋或有不妥，但辩称他是想营造一种所谓的"叙事"，以求改善疼痛治疗状况。记得当时我想，身为写作者，我始终觉得这种"叙事"仅关乎虚构，而非事实。

宣扬这种伪科学的营销鼓点，盖住了对患者治疗来说至关紧要的真实数据。早在 2003 年我正在收尾《止痛毒丸》的书稿时，出现了首篇研究报告，警示大剂量使用阿片类药物可能引起医疗风险。其副作用可能包括失去活力、孤僻退缩，以及对这类药物产生极强的心理依赖，致使患者很难停药。有些研究的结果触目惊心：若有人服用阿片类药物治疗背痛及其他常见疼痛，且服药时间超过三十天，很大可能他就再也不会重返工作岗位。

对医生来说，治疗顽固疼痛或所谓慢性疼痛，通常是一种遥遥无期、充满挫折的演练。长期的疼痛会让用药或其他疗法都无功而返。这种情况也让患者无比煎熬。他们会变成刺头，或抱怨医生没有全力以赴帮助自己。结果有不少医生都对这类患者避之不及，或就只是患者要什么给什么，只求尽快从诊室里摆脱麻烦。

现在的关键问题是，医生和社会组织的领导者该何去何从。强效阿片类药物确实帮助了一部分患者，他们也应该继续用药。但这些药物造成的伤害却不仅限于用药过量致死。大剂量过度用药已经毁掉了成千上万患者的人生，把其中一些人变成了医药支撑的成瘾僵尸。显然，除了服用阿片类药物，尚有其他多种有效治疗疼痛的方法，包括不同种类的药物、行为矫正、理疗等，而它们亟须医学领袖和政府领导的支持和推广。

需要各社团施以同情心的对象不只是疼痛问题，还有药物成瘾问题。成瘾是一种复杂的疾病，难以治愈，而且在我看来，称之为犯罪并不能解决问题。治疗会有帮助，但只有长期加强治疗才会有效果。

如我所说，从我开始报道此事，二十年时光已逝。好多次我都以为终章已响。我希望终有一天，这个故事真能画上句号。

2022 年 9 月于纽约

目录

丛书总序   i

中译本序   iii

前言：亡灵之书   1

第一章　药山   5

第二章　止痛大战   20

第三章　丹铎秘史   43

第四章　大桶黄金   65

第五章　毕业生之夜   85

第六章　热点地区   95

第七章　小把戏毒品   109

第八章　紫去皮儿   126

第九章　死亡清点   138

第十章　一场清算   153

第十一章　欺诈王国   170

第十二章　重温止痛大战   185

致谢   191

注释与来源   193

前言：亡灵之书

  不过 36 个小时，费城紧邻的几个街区里就冒出九具尸体。五例在家，两例在车里，两例在街头。死者最大 42 岁，最小 24 岁。

  死者都曾有名有姓，但他们很快就会化作统计数据，成为席卷全美的嗑药过量亡命大潮中的几个数据点。2016 年，美国有 6.4 万人死于嗑药过量。这个数字大致相当于缅因州波特兰市、弗吉尼亚州林奇堡市或新墨西哥州圣达菲市的全市人口。打个比方说，就像是在这一年间，这几座城市中有一处暴发瘟疫，致使该市无人生还。好像这已经达到了一个可怕的高限警示，但每年因嗑药致死的人数还在不停攀升——截至 2021 年已逾 10 万，五年间暴涨了 56%。

  有些地方尸体收来太快，解剖医生和验尸官甚至都忙不过来。停尸房塞得满满当当，甚至需要租用冷藏拖车，新到的尸体搁在车里好多天才能等到停尸房的空位。处理嗑药过量致死案件的标准流程会略过某些尸体的尸检程序。有些法医即使有时间，也会选择对若干受害人不做尸检。专业验尸官认证团体规定，在保证质量的前提下，每个验尸官一年之内做尸检的次数不能超过某个数字上限。而在嗑药过量致死案的多发地区，如果法医给每具尸体做尸检，就有可能超出上限规定，并因此失去执照。结果就是，如果发现嗑药过量的死者身边散落着皮下注射器或者药瓶，人们通常会略过尸检，直接入殓。这些人中的绝大多数，死因是所谓的"阿片类止痛药"，这类处方止痛药或非法药物含有从罂粟中自然提取或人工合成的化合物成分。

阿片类药物危机已经渗透了美国生活的点滴日常。在医院，嗑药成瘾的母亲生产后，新生儿不再通过母体血液吸收麻醉剂，因此不得不初到人世就遭受药物戒断的痛苦；街头警员都新配装了鼻腔喷雾剂，用来救治嗑药过量的人。这场流行病波及的范围无边无界，导致美国白人男性的平均寿命近二十年来首次出现下滑。

政府官员呼吁出台重大应对政策。有国会议员敦促投入百亿级美元治疗成瘾者。报纸杂志和电视节目连篇累牍地报道着社会各界遭受的浩劫。

种种关注营造出一种假象，仿佛这是什么新的问题，其实并非如此。最近出现了一些仿芬太尼（Fentanyl）的强效合成阿片类药物，确实增加了嗑药过量的死亡人数，但截至2021年，约有25万美国人死于嗑药过量，使用的都是制药公司生产、医生开出了处方的合法药物。

处方止痛药致死量一直在攀升，人们一直在疾呼示警。尽管如此，政客、立法者、公共监管机构、专业医疗机构以及保险公司却年复一年地故意忽视这场日益严重的"屠杀"，制药业对它更是轻描淡写。其结果既惨痛无比，又在意料之中。截至 2016 年，处方阿片类药物摄入过量的致死人数已经是 1999 年的 4 倍有余。本来及早应对即可遏制的一场灾难，已经异变成斩而不死的九头蛇妖。

无论是天灾还是人祸，但凡灾祸总有起因。美国这场阿片类药物危机的源头，就是药物奥施康定（OxyContin）。20 世纪 90 年代中期，奥施康定初现于世，一度被吹捧为灵丹妙药，说它将战胜人类最久远、最顽固的医学死敌——疼痛，改写疼痛的治疗模式。坚定的活动家为它的面世做足了铺垫，辩称是医生们夸大了处方止痛药的潜在成瘾性，才害得百万生灵无端遭受疼痛的折磨。以前医生把这类药里的有效成分叫作"麻醉剂"，但鼓吹更激进的疼痛疗法的人迫不及待要把奥施康定这类药物剥离"麻醉剂"的暗黑内涵，于是造出了"阿片类药物"的新名词来改头换面。

潜在致瘾的强效麻醉剂摆开了无比强劲的营销攻势，这在制药业的整个历史上是空前的，而奥施康定则在阵中稳居帅位。它的生产厂商普渡制药公司向医生抛撒百万巨资，想要说服医生给病人处方奥施康定，还说用它来治疗疼痛，不但疗效更好而且更安全。普渡的主人萨克勒是美国最富有、最神秘的家族之一，靠奥施康定的热销挣了数十亿美元。

2003 年本书第一次出版时，这次新增版本里讲到的许多重大事件还没发生。举个例子，2007 年，普渡公司因奥施康定营销事务受到刑事指控，公司及三名顶层高管采用了认罪答辩策略。

那场诉讼结案时，我以为自己也告别了这个故事。和大多数记者一样，我掉进了一个误区，以为一旦停止报道，故事也就随之结束。不幸的是，事实证明并非如此。毫不夸张地说，奥施康定事件催生了一段混乱纪元。企业牟取暴利、政界错综失控，更不要说人们受尽了痛苦，而联邦官员本可以伸手稍加阻止。普渡及其高管认罪之后，司法部将调查中获取的一些关键证据封存为密档，其中包括普渡首次知晓奥施康定滥用问题的时间，以及该公司知晓这个关键信息之后的所作所为。长达十数年的沉默后，调查人员发现的数十封普渡内部电子邮件及其他文档记录终于见光，让人重新打量阿片类药物危机的源头故事。奥施康定绝非"灵丹妙药"。正是这种药打开大门，让美国走向了 21 世纪最深重的公共卫生灾难。

第一章

药山

2000 年 1 月的某个深夜，乡村医生阿特·范·泽（Art Van Zee）床头的电话铃声大作。电话那头是附近医院的值班护士，打来电话是因为有个年轻姑娘过量服用止痛药，刚刚被送到急诊室。她进了重症监护室，用上了呼吸机。

这天轮到范·泽值夜班，所以他轻手轻脚地摸下床，悄悄穿好衣服就离开了家。他驶出狭长泥泞的车道，一路经过自己家靠人工挖成的鳟鱼池塘，经过孩子们养小马小驴的畜栏，还有车道尽头的一栋混凝土小楼，范·泽太太的律师事务所就设在里面。接着他右转上了双车道高速公路，这条路从弗吉尼亚州的德莱顿连到了彭宁顿加普，这个镇比较大，李郡社区医院就在镇上。

阿特·范·泽 52 岁，在内华达州的高地沙漠小城埃尔科长大，离家几千里来到了现在住的阿巴拉契亚山区。在李郡住了二十五年后，他已经爱上了这片土地，爱它的风景、它的文化、它的与世隔绝，而这地方也早就不拿他当外人。

李郡位于弗吉尼亚州西南部，就楔在肯塔基州和田纳西州中间。这里的美夺人心魄，贫困也令人触目惊心。坎伯兰山脉贯穿李郡中心，急流切过陡峭的石头山脊、凹陷的洞穴和平缓的山谷，成排的火炬松、短叶松、山胡桃和橡树破土而出。地下沉睡着富饶的矿脉，为此地带来财富也带来了痛苦。出了李郡过肯塔基州界不远就是哈兰郡，这是好几起矿工暴力罢工的发生地，其中包括1974年大罢工事件，奥斯卡获奖纪录片《美国哈兰郡》（*Harlan County U.S.A.*）讲的就是那件事。

同是在那一年，阿特·范·泽第一次来李郡，当时他参加了范德堡大学的医学生小队，走遍阿巴拉契亚山脉，沿途免费给人做体检。两年后，他志愿加入了联邦政府向贫困地区增派医生的计划，重新回到了李郡。这次范·泽接管了李郡小镇圣查尔斯的社区卫生诊所。

圣查尔斯位于多条岔路和铁路线的交叉点上，在阿巴拉契亚山区一度算得上是一座新兴小镇，镇上有旅店、银行、电影院，还有几家餐馆。1976年范·泽搬来时，采矿机已经取代了矿工，圣查尔斯也在急速萎缩成一座荒城。当时采矿业仍是这一带的生计，从小镇到矿场的路上仍然散落着许多矿工户，小窝棚、沥青纸片房和倾圮破屋凑成的贫寒矿区营地就是他们的"家"。每隔一段时间，犹如巨型粉笔划过黑板的一阵尖厉摩擦声就会响起，回荡在附近仍在运行的矿井之间。那是矿车铁轮摩擦轨道的刺耳声响，车头拖着车厢缓缓驶过装料斗下方，载满煤炭。

范·泽身材修长，花白的络腮胡。凭他的本事，去哪儿行医都能胜任，但因为长老会牧师父亲的耳濡目染，他心中总秉持着信念，认为工作是服侍主的一种形式。所以范·泽怀着传道士的狂热选择在李郡行医，因为此地的医疗服务极度匮乏。他在这里组织戒烟比赛，请来专家为居民做癌症筛查，还举办了做产前检查的义诊集会。他甚至开课讲授健康饮食，要知道，本乡奉行的饮食信仰可是油炸万物，他的理念算得上是强行推销。圣查尔斯的社区诊所每年要接待成千病患，收治的病症无奇不有。遇到病情严重无法前来就医的人，范·泽会开车跑到矿营去，到病人家里出诊。每逢矿难发生，矿井口总能见到他的身影，哪怕他唯一能帮到的，不过是那些寻找罹难者尸体的人。他的工作让他殚精竭虑。有一天晚上他的车阻塞了交通，人们发现他就坐在驾驶座上，在等红灯时因为太累竟昏了过去。

1月的这个晚上，范·泽只用十五分钟就赶到了李郡社区医院。医院不大，但设施还算现代化。他了解到，这位年轻女性过量服用的麻醉止痛药叫作奥施康定。这天她回家看望父母，听到她的卧室传来一声巨响，她的父母冲进去，发现她滚落床下，不省人事，濒临死亡。麻醉药会抑制呼吸系统，在麻醉药物致死的案例中，死因大多是窒息。为了救人，医师已经给她插入急救喉管，连上了呼吸机。

彼时彼刻，范·泽对奥施康定知之甚少。2000 年时，它还是刚上市的一款新药。范·泽只知道这是种缓释止痛药，与吗啡类药品同属。这种药他只开过几次处方，病人或是罹患癌症，或是多次手术后仍不能缓解背部疼痛。

范·泽在李郡几乎谁都认识，但呼吸面罩遮住了病人的脸，他拿起病历看到名字才知道这是谁。二十一年前，他抱着三个月大的女婴给她打了预防针。从那以后，这名女童每一次生病也都是他治好的，就这样一路看着她长成了亭亭玉立的少女。

他深吸了一口气。近几个月来，先后有两个人提醒过范·泽，说奥施康定开始现身街头。一位是当地的戒毒顾问，还有一位是彭宁顿加普的药剂师。一开始范·泽并没太在意他们的担忧。他开药十分谨慎，从没想过其他医生并不是人人像他一样小心。他和彭宁顿加普的其他成年人都还没发现，本地的孩子们却已了然于心：奥施康定片，昵称"奥施"，一小片就能带你通往一时极乐。

林赛·迈尔斯（Lindsay Myers）就是这群少年中的一员。1999 年春天，16 岁的她第一次尝试这种药物，而且还有些自豪在用奥施的熟人圈里数她岁数最小，当时她在李郡高中上二年级，是李高橄榄球队"将军队"的啦啦队员，还喜欢跑步。林赛脸颊圆润，俏丽可人，暗金色马尾辫映亮了褐色双眸，男孩自然会注意她这样的女孩，何况她家还是本地豪富。林赛的外祖父创办有公司，在肯塔基和弗吉尼亚两州经营多处煤矿；她的父亲约翰尼（Johnny）也加入了家族企业。李郡高中的孩子们接手一辆旧车都万分庆幸不用走路上学了，林赛出门兜风开的却是崭新的黑色吉普切诺基，连她的老师都买不起。

彭宁顿加普小镇只有一千八百人，迈尔斯家的现代豪宅俯瞰着全镇，显得与阿巴拉契亚的山区小镇格格不入，倒是更像亚特兰大郊区的上流宅邸。开车向南七小时就到亚特兰大，林赛巴不得自己能出生在那里。她很喜欢和母亲简（Jane）去那里购物游玩，或者和朋友过去听摇滚演唱会。像彭宁顿加普的大多数青少年一样，她觉得生活很无聊，什么都做不了、看不见、买不到。本地的迷你市中心，不过是横跨铁道的两个街区，街上的店寥寥无几。最大那家吉布森服装店，摆出来的衣服是少年人根本不会买的。

彭宁顿加普的活力都聚集在东边，这里有条通入小镇的双车道，十字路口附近聚集了一众快餐店。李郡高中的孩子们都喜欢去麦当劳消遣，但林赛更喜欢去哈迪斯（Hardee's），来这家店的人年龄略大些，大概二十出头。他们玩得更疯，都有毒品，至少知道去哪儿能弄到。

林赛第一次尝试奥施，是在彭宁顿加普镇外开车兜风时。她看着朋友把一小片蓝药扔进嘴里，含几分钟吐出来，在 T 恤上擦擦，再用张皱巴巴的一美元纸钞包住药片紧紧叠成一个小三角包，然后放进嘴里使劲一咬，把咬碎的药粉倒在塑料 CD 盒上。林赛用鼻子吸了一些。

初次尝试并没让她嗨到，但身边伙伴总对奥施康定赞不绝口，还有个女生给她介绍了一个在肯塔基州哈兰郡卖奥施康定的人，从彭宁顿加普开车过去只需三十分钟。两个女孩坐上林赛的吉普车，很快找到了目的地。她们把车停在一座黑乎乎的房子前，林赛递给女友一百五十美元，自己等在车里，等她带回了四片药。回家路上，她们停在路边，捣碎药片吸了个干净。

一开始，林赛觉得恶心想吐，但反胃的感觉很快过去，药物作用放松了肌肉，一阵暖流涌过全身。一切紧张和忧虑都烟消云散。世间万物都从未带给她这种感受。回到彭宁顿加普，两个女孩在主街上闲荡了一会儿，随后林赛才开始犯困。到家的时候，她困得眼睛都睁不开了，马上陷入了甜蜜梦乡。

　　无论在李郡还是在美国其他地方，用处方类止痛药来寻欢作乐并不是什么新鲜事。数十年来，不少患者和瘾君子都在错用一些常见的止痛药，比如扑热息痛（Percocet）、复方羟考酮（Percodan），还有泰勒宁（Tylox）。这些药物中的有效成分都是羟考酮（Oxycodone），是种麻醉剂。每片药通常含有 5 毫克羟考酮，另配有 500 毫克的非处方镇痛药，比如阿司匹林或者对乙酰氨基酚。

　　奥施康定不一样。它的成分是纯羟考酮，剂量最低的药片也含有 10 毫克麻醉剂，是前代药物的 2 倍。不仅如此，奥施康定还有羟考酮含量更高的药片，分别有 20 毫克、40 毫克、80 毫克甚至 160 毫克的剂型。以纯麻醉剂的火力而论，奥施康定就是核武器。

　　1996 年，率先将此药引入市场的是康涅狄格州一家名不见经传的小公司普渡制药。为了生产奥施康定，普渡特意使用了一种专利缓释配方，才得以在药中加入高剂量羟考酮。药片里的有效麻醉剂会逐渐释放，部分在服用一小时内就能进入患者的血液，其余的则会在接下来的十一个小时内缓缓生效。

奥施康定的缓释设计（此名中的"康定"，是英文单词"持续作用"的缩写）让它胜过了扑热息痛、泰勒宁之类旧款止痛片。老药起效更快，但止痛效果只能维持四小时，疼痛患者可能还是得半夜醒来再吃一片药。而普渡制药还声称，嗑药者肯定觉得奥施康定不如传统止痛药值得追捧。戒毒专家早就知道，嗑药者对药物的取舍，取决于药效强弱和起效速度。从理论上说，由于奥施康定的缓释设计，它应该让嗑药者无法立刻嗨到。可就连林赛·迈尔斯这样的嗑药菜鸟都能很快发现，只需用一点点水或用唾液加以软化，就能捣碎奥施康定，让药片所含的大量麻醉剂即刻全部生效。

没过多久，林赛每天需要的奥施用量已经升至一到两片。美国缉毒局（the Drug Enforcement Administration，全书简称DEA），也就是负责监管处方药制造、运输及发放的联邦机构，将奥施康定列为最高监管级别药物，也就是所谓的二类清单麻醉剂。与奥施康定同属二类清单的，还有其他可能成瘾的强效止痛剂，比如吗啡、地劳迪德（Dilaudid，即氢化吗啡酮）和芬太尼。根据联邦法律，这类药物每毫克的去向都必须有迹可循，不论是从生产商到分销商，还是从分销商到医生或药剂师。林赛的药大多是从一个绰号叫"矮子"的女人手里买的，这人就住在彭宁顿加普镇中心附近的一座小破房子里。没人知道矮子的药是哪里来的，但肯定不是什么合法渠道。

1999年的夏天，林赛又和朋友出去玩，而且磕了药。她开车接上几个朋友，驶出彭宁顿加普小镇，开上一条乡村小路斯卡格斯山道。这条路蜿蜒在起伏的田间，通向斯卡格斯山顶，当地人称之为"药山"。她们一行一直开到药山才掉头回家。林赛和朋友们在山上的许多岔道中选了一条路靠边停车，捣碎奥施吸了一气。几周下来，林赛和朋友周围聚集了越来越多的同好。有时在斯卡格斯山道上，她每隔几百米就看到路边停着一辆车，满车的人都在嗑药。

林赛第一次窥到嗑药的黑暗面，是在一个国庆的周末。她的叔叔在田纳西州有个临湖的夏日别墅，每年一聚在那儿款待亲戚们。林赛随身没带奥施，结果第一天晚上她就开始腿疼，躺在床上不停发抖。

"妈妈，我的腿好疼！"林赛大叫，"你来帮我揉揉好吗？"

简给女儿揉着腿，哄她睡了过去。可是第二天她的腿更疼了。

直到林赛回到彭宁顿加普，开车去矮子家买到奥施，痉挛才有所好转。第二天早晨醒来，林赛身体感觉挺舒服，心里却有点害怕。她从没想过自己会对这个药上瘾，至少不该这么快。那天林赛跟矮子说，她可能上瘾了。

简·迈尔斯对矮子其人一无所知。但在 1999 年秋，她开始担心女儿的状况。林赛早上起不来床，对学校的兴趣也一落千丈，甚至退出了田径队。简的姐姐告诉她说，她看到林赛和一个有嗑药名声的高年级女生来往，并建议简给林赛找个暑期实习，哪怕是在自家的煤矿公司坐班都行。简一头红发，文静迷人。对她来说，设想女儿林赛嗑药简直是天方夜谭。林赛还是个少女，也许到了叛逆期，但简相信女儿在这个年纪该有更多的独立空间。简认为如果女儿真的遇到了麻烦，一定会和自己说，她不想过多刺探林赛的隐私。再说，林赛依旧热衷于给橄榄球赛当啦啦队。简最喜欢看女儿表演，也常送女儿去远处参加球赛，哪怕单程就要开车三个小时。

1999 年秋的一晚，林赛结束比赛回家，把背包扔在餐桌上，就下楼去地下室找哥哥和他的朋友们玩儿了。一时冲动之下，简决定检查林赛的书包。她在包里找到了一片药，还有一只两三厘米长的金属细管。简根本不知道这都是些什么东西。

"林赛，"她冲地下室喊，"我有事问你。"

林赛上了楼，若无其事地看了看妈妈手里拿着的药片。

"哦，我最近睡不好，"她告诉简，"金伯莉（Kimberly）给我那个是促眠的。"

金柏莉是林赛的表姐，那天晚上她正好也在林赛家。林赛又回了地下室后，简给金柏莉看了那片药，问她："这是你给林赛的吗？"

"我啥也没给过她。"金柏莉答道。

简心里一沉。她喊林赛上楼来。

"这药不是金给你的，"她说，"这到底是什么？"

"这叫奥施，"林赛答话时满脸倔强挑衅。

"这又是什么？"简举着那根短管问。

"我用这个吸药粉。"林赛回答。

林赛说完就气冲冲回了房间。第二天一早，简给彭宁顿加普药物滥用诊所的主管贝丝·戴维斯（Beth Davies）打了电话。戴维斯说她对奥施康定了解不多，但她告诉简，要想弄清楚到底怎么回事，唯一的办法是带林赛做尿检。简有些犹豫，跟贝丝说强迫林赛做这种检测不合适。如果让别人知道她做了这种检测，接下来就会流言四起，说不定林赛的学校档案会留下污点，甚至她会被啦啦队除名。简说她不同意做尿检，但答应带林赛去戴维斯的办公室聊聊。

贝丝·戴维斯身材矮小，精力充沛，声音沙哑，短发浓密纯白，与人们印象中的戒瘾顾问形象相去甚远。1999 年她已经 66 岁，模样却似 50 岁，精力充沛得更像才过而立。她还是个修女，许多人都叫她修女贝丝。她以前在纽约和康涅狄格州的教区学校教过书，管过行政，因为想为环保斗争多做贡献，于 1972 年搬来阿巴拉契亚。来到李郡不久，她就牵头召集募捐活动建了圣查尔斯社区卫生诊所，也就是阿特·范·泽如今上班的地方。

戴维斯本人酗酒，1979 年，她的长期戒酒斗争以失败告终。她在马萨诸塞州进了教会专为成瘾修女办的一家治疗机构，并决定转行。她去新泽西州的罗格斯大学进修了戒瘾咨询专业课程，并在新泽西州特伦顿最乱的社区服务了一整年，救助酗酒者和海洛因瘾君子。

1980 年代中期，戴维斯与另一位也需戒酒的修女伊丽莎白·瓦因斯（Elizabeth Vines）合作，在彭宁顿加普镇中心一座老旧的二层小楼开办了成瘾教育中心。一开始，两位女士接待的案例几乎全是酗酒者，但在 1990 年代初期，她们开始发现药物滥用案例见涨，涉及的药物既有镇静剂，也有处方止痛药。除了扑热息痛和泰勒宁，还包括两种热门的处方止痛药维柯丁（Vicodin）和洛他布（Lortab）。*药里含有另一种麻醉剂氢可酮（Hydrocodone）。当时医学界认为，氢可酮的成瘾性略低于羟考酮，所以联邦政府对氢可酮的监管规定相对宽松，医生开这类处方药也就相对容易。虽然戴维斯和瓦因斯见识过这些药物，但遇到奥施康定还是措手不及。

林赛等着去见贝丝·戴维斯的那个周末漫长又痛苦。她在那四十八小时之内出现了戒断反应，身体感受与遭受电击无异。患者或嗑药者使用麻醉剂时，会产生"依赖性"，这是身体适应阿片类药物强药效的自然反应。身体依赖其实还不算成瘾，但如果患者或嗑药者突然断药，仍然会出现戒断反应。林赛每天在上学前、午饭时、啦啦队排练前嗑药三次，她的断药过程就如遭酷刑。她开始腿疼，这次痉挛的痛苦远远超过她在叔叔家的那次发作。她还出现了流感症状，打寒颤，流鼻涕，头剧痛，甚至几度出现谵妄。周末那天的夜半，林赛梦见自己从卧室里找到一片奥施，吸了个痛快。当她醒来发觉那只是梦境时，终于崩溃大哭。

熬到周一，林赛已经等不及要去见贝丝·戴维斯。母亲没跟林赛多聊这位戒毒顾问，但林赛听到贝丝的名字就觉得她很年轻。林赛想，贝丝也许能当个略微年长的大朋友，能跟她交心。

简和林赛坐进私家奔驰，驶向镇中心，一路无话。但刚走进贝丝·戴维斯的办公室，一眼看见对方，林赛就关闭了心

---

* 两种药都是对乙酰氨基酚与氢可酮合剂。——译者注

扉。她认定，她们永远不可能交心。贝丝太老了。

"能说说你为什么来这儿吗？"戴维斯问她。

"我什么都没干。"林赛答道。

"显然你母亲在担心一些什么事，否则她也不会联系我。"戴维斯回应，"你觉得是什么事呢？"

"我没事，"林赛说，"她就是反应过度。是她要我来，所以我才来。"

林赛和贝丝最终没能交成朋友，但接下来一个月，林赛确实没再碰奥施。随后某天下午，她开车在镇里兜风，在加油站看到一个朋友。林赛开车过去，那女孩就给了她一个大大的拥抱。

"天哪，我真希望能来点什么。"林赛抱怨说。

"那你可走运了。"她那朋友答道。

多年之后，李郡没人能说清楚究竟是在 2000 年的哪一刻，奥施康定的滥用在他们中间悄然暴发。阿特·范·泽这样的医生说不清楚，贝丝·戴维斯这样的戒毒顾问说不清楚，警官们也说不清楚。但就是从 2000 年冬天到次年开春之时，奥施已经无处不在。

六个月前，也就是 1999 年秋，弗吉尼亚州西南部的卧底警察购买毒品时，这种药在市场上还只占一小部分。但到次年春天，它的占比就一飞冲天，甚至在部分地区高达 90%。[1]街头这一波汹涌的药物潮似乎有多个源头。有些缺德的医生把诊所变成了"药片工厂"，只需花钱挂一次号，根本不合规的求药者就能开到处方药。还有些医生是被骗去了处方，因

止痛毒丸

为瘾君子假装成了疼痛患者。有人伪造奥施康定处方，还有人用真处方做出假拷贝。

没过多久，李郡对扑热息痛、洛他布之类传统止痛药的需求就见了底，因为瘾君子们都想要奥施。后者就像是某种外来物种悄悄入侵了本地的药品供应链，杀得本土物种片甲不留。奥施康定的纯度很高，用它取乐的嗑药者可以像用可卡因一样直接吸服，毒瘾严重的则可以像用海洛因一样进行注射。

奥施康定的黑市价格是每毫克 1 美元，也就是说，20 毫克剂量的药片就卖 20 美元，40 毫克就卖 40 美元。像林赛·迈尔斯这种银行账户里躺着好几千美元的人，掏钱买奥施还不算问题。但大多数人没这么阔气，于是犯罪率也就随着奥施康定的滥用增多而直线上升了。瘾君子们开始闯空门，偷钱偷电视。有时候，癌症病人和疼痛病人一觉醒来，就发现自己药箱里的奥施康定不见了踪影。伪造的、失窃的、空头的支票漫天乱飞，大多都是面值 40 美元，因为在街头买 40 毫克的奥施就是这个价。警察见到这种支票就取笑说："我们明白这 40 美元你花在哪儿了。"急着要买奥施的人，信用卡就透支得飞快，因为他们刷卡乱买东西再拿来兑成现金。没有信用额度的人，就偷商店的打火机、CD 之类去卖。在弗吉尼亚州西南部乡间，最容易被小偷瞄上的则是电锯。

随着药物滥用加剧，所致伤亡人数也节节攀升。2000 年春天，每周都有更多人来成瘾教育中心，以求戒掉奥施。更多用药过量的病人躺在担架上进了李郡医院。住院病号不是十几岁，就是刚刚成年，有些人胳膊上还有高尔夫球大小的脓肿，那是用皮下注射器打针用药的痕迹。

阿特·范·泽在医院有个同事文斯·斯特拉维诺（Vince Stravino），4月初，这位年轻医生终于看不下去了。他打电话给康涅狄格州斯坦福德市的普渡制药总部，这通电话被转接给了受雇于该公司的一名医生。

"我们遇到了大麻烦，"斯特拉维诺说，"人们出现了戒断反应。这个问题很可怕。"

普渡的医生听说有人滥用这种药物表示惊讶，她向斯特拉维诺保证，一定会就他的投诉进行深入调查。直到十个月后，普渡才提交了一份例行报告，[2] 向美国食品药品管理局（the Food and Drug Administration，全书简称 FDA）上报了斯特拉维诺这通电话。在此引用这份例行报告的一段："医生通报有不明身份患者（儿童、青少年和成人）出于未知原因使用奥施康定（盐酸羟考酮缓释片），'因注射出现用药过量及脓肿而就医'。据报告，该地区孩童有'碾碎、吸服以及注射奥施康定'的现象。正详询更多情况。"

普渡制药交给 FDA 的报告还提到，斯特拉维诺首次来电两个月后，曾再度致电跟进详询："2000 年 6 月 5 日获知更多信息。上报医生确认了一名患者的身份，15 岁白人男性，非法获取 40 毫克奥施康定片剂。据报，'2000 年 4 月 7 日，该患者在学校摄入了未知剂量的奥施康定，被发现无法协调行走、清醒说话'。据报，该事件已于当日解决，患者已经完全康复。来电通报时，该患者正接受'住院治疗'。上报医生判定，该事件'绝对'与奥施康定有关。"

那段时间阿特·范·泽忙得晕头转向，竭力应对身边暴发的这场浩劫。2000 年整个春季，关于李郡的公共卫生问题他仍然只关注到自己向来的兴趣点，比如青少年早孕、婴幼儿营养之类。但他日渐担忧奥施康定的问题。范·泽喜欢研究，看重数据，所以他请了个年轻的医学院学生在李郡高中做了一次问卷调查，询问学生抽烟、喝酒、使用合法及非法药物的情况。调查结果让他无比惊愕：李郡高中有 28% 的十一年级学生以及 20% 的十二年级学生都说，他们试用过奥施康定。

直到这时范·泽才明白，他所在的阿巴拉契亚山区这小小一隅出了新状况。这里本来就麻烦连连：失业，代代相传的酗酒和吸毒，但这次变本加厉。可他还是纳闷，这场灾风从何刮起。

接着到了 5 月，足球忠粉斯特拉维诺飞去波士顿看球赛。他随手捡起一份《波士顿环球报》，[3] 看见报上一篇文章便惊呆在原地。这文章讲的是缅因州围绕一种新型止痛药掀起了嗑药大潮。

文中说，这种药叫奥施康定，在缅因州北端的华盛顿郡乡间到处都能买到。有人不惜远行几百里，找医生自诉背痛、偏头痛，只为骗得处方。这个地区曾经夜不闭户，现在却犯罪猖獗，戒毒中心爆满。这种危急情况，致使缅因州波特兰市的检察官致信给全州医生，警示他们开奥施康定处方时要慎之又慎。

一回到彭宁顿加普，斯特拉维诺就赶紧给范·泽看了这篇报道。

第二章

止痛大战

没几个医生能改变执业行医的方式，但罗素·K.波特诺伊（Russell K. Portenoy）眼看就快跻身其中了。2000 年时他在一场日益强劲的医学运动中成为冉冉新星，主张用奥施康定之类强效麻醉剂，更激进地治疗慢性疼痛。四十多岁的波特诺伊在疼痛领域已经被公推为引领前沿的专家。他迅速赢得了创新研究者兼思想家的美名，纽约的一家大医院贝丝以色列医疗中心（Beth Israel Medical Center）想要"引诱"他入职，甚至专门为他创办了疼痛科。过去二十年来，波特诺伊就疼痛治疗独立撰写、合作署名了一百多篇科学论文，参与编撰了至少十二部书籍。他为人自信、快言快语、轻松风趣，在科学研讨会和医学大会发言时备受欢迎。这些资质，也让生产、营销止痛药物的制药公司把他看成香饽饽。他上电视，录节目，报纸和杂志报道疼痛治疗时也经常引用他的话。

二十年前他刚入行时，疼痛治疗这个专业方向还远未成形。1981 年，他是爱因斯坦医学院的新晋住院医师，在医院的教学人员介绍会上，所有人都要轮流介绍自己的专攻领域。听到有位医生说自己的关注点是疼痛治疗，波特诺伊淡然一笑，还当那人在开玩笑。

"你不能研究疼痛啊，疼痛不是病，只是个症状。"波特诺伊回应道，他脸颊狭长，络腮胡修剪得整整齐齐。

二十年后，找他看病却已经一号难求，甚至要等四个月才能挂上号。终能挣扎着走进他的诊室的人都来自同一座人间炼狱，它的名字就是"慢性非癌性疼痛"，或说是由癌症之外病症引起的剧痛。恶性肿瘤在生长时会压迫敏感神经，甚至挤碎骨骼，因此癌症通常伴随严重的持续性疼痛。镰状细胞性贫血、糖尿病、风湿性关节炎或者带状疱疹也可能引起反复发作的剧痛。可是，波特诺伊诊治的许多病人所罹患的疼痛，却仿佛自有其独立的生命，甚至比最初引发疼痛的损伤、疾病还更持久。事实证明这类疼痛也更难治，就好像这些病人的神经系统全乱了，持续喷发信号让大脑解读为无间隙疼痛。

慢性疼痛是个涵盖性术语，所指的疼痛各有不同的起因和症状。他的病人中，有人只是受了轻伤，扭了脚踝，断了根细细的腕骨，却导致整条腿或胳膊肿胀、出汗、变色甚至麻痹。还有些病人的疼痛会无端在四肢间来回游走，像在玩"躲猫猫"。有些病人罹患"幻肢痛"，就是从已切除的手足的原生位置传来逼真的疼痛。其他病症还有偏头痛、丛集性头痛或者三叉神经痛引起的头晕恶心、失语症、四肢无力，其中三叉神经痛偶尔会引起面部神经的撕裂性剧痛。还有些病人只是做个简单的外科手术或整容拉皮之类的微创手术，醒来却发现从此以后灼热痛感挥之不去，好像是被手术刀伤到了某根神经。

许多疼痛患者脑海中只有一个念头：寻找解脱。波特诺伊有个患者是学校管理员，忽有一天他的脸上传来一种莫名的疼痛。一开始他以为很快就会过去，可痛感一直不减，最初从右脸开始的疼痛还蔓延到了左边，逐渐加剧到让他忍无可忍。

他长达十年的求医苦旅开始了。有医生给他开降压药，有的让他服用治疗躁郁症的含锂剂，还有医生把他的病当偏头痛治，于是他开始大把大把吃扑热息痛。可他的症状还在加剧，最后只得离职回家。终于有个医生提议，也许吸氧能缓解他的症状，自此以后他无论去哪，都随身带着肺气肿患者用的便携式氧气瓶。每当他感觉疼痛马上快要发作，就会用拇指紧紧按住右侧面颊，再用手指按住一侧鼻孔以便吸氧。收效是有的，但他还是很疼，疼到他考虑要不要听从某个牙医的建议，拔掉几颗牙。他儿子认为父亲也许是得了三叉神经痛，对应的正是面部剧痛的病状，所以就带父亲去见了一位医生，据说此人找到了成功的手术方法治愈这个病。但那位医生表示爱莫能助，因为他认为患者罹患的其实是丛集性头痛。这种病症诱因不详，患者通常是中年男性，发病时会伴随剧痛。直到有一天，患者太太在电视上看到一部纪录片讲疼痛话题，主角正是波特诺伊。他们想方设法挂上了波特诺伊的号，而他开的大剂量奥施康定，终于让患者不再受罪。

波特诺伊的患者并不是个个用了奥施康定就药到病除。但他坚信长效麻醉剂能有效治愈慢性疼痛，他的常备药方里还有其他类似药物。一是芬太尼，这是一种强效合成阿片类药物，由美国强生制药公司某分部出品的销售剂型是皮肤贴片，商品名称是多瑞吉（Duragesic）。另一种长效止痛药是美沙酮，是海洛因成瘾者最熟悉的维持治疗用麻醉剂，原本是用来治疗疼痛的。和所有疼痛专家一样，波特诺伊会使用不同药物来辅助或增强麻醉剂的效用。比如，有几种治癫痫的药同时也能有效缓解疼痛。

对疼痛患者来说，像波特诺伊这种级别的专家，很少能是他们的第一站。患者要进他的门，通常已经有了积攒多年的病历、X光片和诊断检测结果。像波特诺伊这样的专家破译疼痛病症，可以说就是在解谜。患者的所有历史数据为其病症提供了线索，但谜底却因人而异，藏在生理、心理、社会和情感状况的乱麻丛中。

波特诺伊常常挂在嘴边一句话："疼痛关乎一点点科学，很多直觉，很多艺术。"

病人最常见的主诉症状就是疼痛，可它也最为主观，因为医生只能听患者形容痛感。痛有锐痛、有钝痛、有酸痛也有抽痛，有灼痛还有彻骨寒痛。有些患者说觉得痛起来[1]就像被铁锤敲打着，别的病人却可能说像打鼓点，还有人说像挨刀戳。每个人的疼痛阈值各不相同，并无标准判定到何种程度才算疼痛。而且，不同文化背景下成长的人，对疼痛的反应也大相径庭。戴维·B.莫里斯（David B. Morris）在他的著作《疼痛文化》（*The Culture of Pain*）中提到，20世纪50年代，旧金山一家退伍军人医院研究发现，美国的犹太裔和意大利裔患者倾向于坦率喊疼，而爱尔兰裔和盎格鲁－撒克逊新教徒出身的患者则更会咬牙忍痛。

少数人属于罕见病例，生来就对疼痛不敏感。貌似值得羡慕，其实却是种灾难性的病症，患者可能因此毫不在意地坐上散热器，浑然不知自己已经被严重烫伤。最广为人知的案例就是某报道中化名 C 小姐的一名加拿大女孩。罗纳德·梅尔扎克博士（Dr. Ronald Melzack）与帕特里克·D. 沃尔博士（Dr. Patrick D. Wall）合著的《疼痛挑战》（*The Challenge of Pain*）一书提到，由于 C 小姐对痛觉无感，她咬掉了自己的舌头尖。这个年轻姑娘已经得上了严重的关节炎，因为她会很淡定地站成常人觉得受罪的姿势。C 小姐于 29 岁时死于严重感染。

疼痛的奇妙难测，也使它在医学各专科中间低人一头。医生喜欢研究的是能诊断、能治愈的问题，但"疼痛温度计""疼痛计量器"或"疼痛尺"这种东西并不存在。医生并不能验个血就找到病人的痛因。不管是 X 光机还是更先进的核磁共振仪，技术有时能帮上忙，可它们常出错也是尽人皆知。的确，主诉背部疼痛的患者有 80%[2] 能从 X 光片上看到椎间盘退化迹象，但也有 70% 的成人在 X 光片上显示出了椎间盘退化，却不觉得疼痛。直到 20 世纪末，疼痛测量的研究也没有太多进展，于是我们用以衡量疼痛的关键工具，依然是一排从笑到哭的简略卡通表情包。

将疼痛治疗列为现代医学一门专科的历史从 1973 年才刚开始，不足十年之后，波特诺伊开始当住院医生。就在 1973

年，于华盛顿州西雅图市举办的一次医学大会，让之后国际疼痛研究协会[3]的成立成为可能。不过人们对疼痛及其病因的研究已经长达千年，医生、哲学家、牧师和萨满们一直努力想要弄清身体、思想、感情对疼痛的成因及感受起到了哪些作用。巴比伦、埃及和印度这等古老文明，都认为疼痛是心的感受，标志着情感失衡或恶灵来袭。公元前 2 世纪有位古希腊科学家伽林（Galen）率先开始成体系地诊察神经系统，但他的研究早已被人遗忘，直到文艺复兴时期的医生们发现，大脑在不断接受疼痛信号，忽略一些，放大另外一些。20 世纪末，科学家进一步澄清了神经系统的秘密，发现某些特定的化学物质能传导疼痛信号，而另一些则起屏蔽作用。

疼痛治疗方面也有相对缓慢的进展。鸦片是罂粟提取物，几千年来人们都用它治疗疼痛、引发欣悦。在人类历史的漫长时期里，医生都把鸦片当作良药，[4]部分原因是，许多危及生命的病症只能靠它来治疗，比如不可控腹泻。马丁·布思（Martin Booth）在他的著作《鸦片史》（*Opium: A History*）中写到，鸦片曾在 19 世纪作为配剂被加进多种药物，如复方樟脑酊和鸦片酊，人们也会买它来治疗多种病症，包括定义含混的"身心不爽"。鸦片还被用来配制所谓"舒缓剂"，维多利亚时期身心俱疲的贫妇会喂孩子吃这种药，求得耳根暂时清静。同一时期臭名昭著的孤儿机构"育婴院"也拿这种药哺喂孩子。鸦片口服剂会让婴儿直接陷入昏迷，甚至可能令后者死亡。

也是在 19 世纪初，化学家发现了鸦片中真正能够止痛的有效物质，并按照希腊神话中的梦神摩尔浦斯（Morpheus）的名字，将该物质命名为"吗啡"（Morphine）。吗啡在医学界很快就比鸦片用得更广泛。研究者们继而从鸦片中提取出其他化学物质，其中包括蒂巴因（Thebaine）。它既是制造羟考酮的原材料，也是扑热息痛、奥施康定这类药中的活性成分。

早在19世纪中叶，人们就已明显看出用阿片类药物是有代价的。截至1900年，美国的吗啡成瘾患者据估计已超过三十万人，其中很多是内战老兵，为治疗战伤、战争后遗症要吃止痛药，不幸成瘾。这种情况太常见，甚至被人戏称为"士兵病"[5]。第一次世界大战前后，医学界终于意识到了吗啡让人上瘾的超强潜能，"成瘾"一词开始被广泛使用。

现在医生普遍认为麻醉药物有极高风险引发所谓医源性成瘾，也就是由于医疗过程本身导致患者成瘾。20世纪20年代有人曾对药物成瘾治疗计划中的患者做过调查，其中9%至24%的成瘾患者，都是在医生进行疼痛治疗时首次用到了麻醉剂。

到20世纪初，医生们又添一桩心病。1914年，联邦政府通过了美国首个药品法《哈里森法案》（Harrison Act）*，本来这只是关于征税和备案的法令，但在1919年，也就是该法令通过五年后，美国最高法院又发布了一份意见书，对《哈里森法案》做了新解读，禁止医生为已经成瘾的患者处方麻醉剂。

---

*　又名《哈里森麻醉品税法》，规定买卖麻醉品必须登记及缴纳特别税，并禁止民众非医疗性使用鸦片制品和古柯叶衍生物，这条法令标志着美国联邦刑法第一次试图管理毒品的非医学及科学用途。——译者注

截至 1930 年代末，已有超过 25 000 名医生因违反《哈里森法案》遭到起诉。

医生还是会用吗啡对付严重疼痛，尤其是癌症患者遭受的剧痛。但在吗啡可能导致成瘾的医学观点的影响下，就算是在患者生命的最后阶段，吗啡的用药也十分受限，于是癌症患者只能不必要地忍受痛苦。即使到了 1990 年初，医生在为癌症患者开吗啡处方时，仍在遵守所谓的 PRN 原则，这是医疗术语 pro re nata 的缩写，大白话就是"必不得已"。吗啡的止痛药效通常能持续四小时，按照 PRN 原则，癌症患者只有在疼痛复现时，才能申请下一剂。问题在于，癌症患者并不能立刻得到药物，哪怕他们苦苦哀求，痛呼失声。有些医生或护士，听到患者的绝望求告并不会当作呼救，宁可认作是瘾君子在撒谎骗药。由于医学界和社会上都认为麻醉剂不是好东西，有些医学专家甚至患者都认为，坚强忍耐才是应对疼痛的正确方式。"必不得已"才去应对的癌症疼痛有时十分剧烈，要想压制这种疼痛，所需的吗啡用量足以致使患者精神恍惚。

这种可怕的情况引发了临终关怀运动*。该运动的早期倡导者之一是英国医生西塞莉·M. 桑德斯博士（Dr. Cicely M. Saunders）。1967 年，桑德斯博士在伦敦创办了第一家临终关怀机构圣克里斯多弗，致力于护理临终患者。她笃信的哲学

---

* 临终关怀运动是 20 世纪 60 年代发展起来的综合性医护理念与实践，由医护人员、社会工作者、宗教人士等多领域人士共同参与，旨在为临终病患和家属提供舒适与尊严，包括给予稳定居所和全面的缓和医疗照护。——译者注

是，病危患者也有权利体面离世，不是死在无菌病房里，而是在舒适的环境中，乃至于在自己家里。她还坚信，生命的终结应该尽可能没有疼痛。[6]

1980年代初，临终关怀运动进入了美国。那时美国已经有几家医院在癌症治疗中更积极地使用吗啡，其中最著名的就是纽约市纪念斯隆-凯特林癌症中心（Memorial Sloan Kettering Cancer Center）。[7]这里的医生认为，应该定时给癌症患者用吗啡，不等患者要求就给药，让吗啡的止痛成分能维持稳定的血药浓度，避免PRN原则害患者坐上疼痛"过山车"。该机构使用吗啡的大量案例证明，与医学界的普遍认知相反，大剂量使用吗啡的癌症患者并没有对吗啡成瘾，或者出现吸毒者用药时的欣快感。随着时间推移，由于纪念斯隆-凯特林癌症中心之类医院的医疗工作，整个美国治疗癌痛的方式发生了改变。

这场运动也让疼痛专家注意到另一个更严重的问题：对非癌症相关的严重疼痛，也就是慢性非癌性疼痛，其治疗是不充分的。这类患者的病症不一而足，有背部疼痛、关节炎、镰状细胞性贫血等，据估计，这些病人的人数在持续疼痛患者中占到80%。

20世纪80年代中期，罗素·波特诺伊刚入行时，疼痛治疗专家们已经试过用很多办法来治疗慢性疼痛，包括做外科手术、注射可的松，还有生物反馈疗法和锻炼等替代方法。人们也在激烈辩论如何使用麻醉剂，甚至是否该用麻醉剂。

许多一流的疼痛专家认为，如果患者的慢性疼痛没有明确源头，这疼痛可能就是由身体、心理和感情等多重问题综合导致。他们还担心，如果让患者持续服用麻醉止痛药，会把患者变成药晕的僵尸，令其成为嗑药虫，成为瘾君子。甚至还有证据显示，麻醉剂对某些疼痛不仅没用，还会抑制身体本身的疼痛对抗系统，最终导致疼痛加剧。

支持非药物方式治疗疼痛的人，通常认为疼痛病人不过是蠢货、疯子，借口疼痛逃避工作、玩弄他人感情，或者骗取毒品。下背部疼痛可说是最常见的疼痛主诉，"二战"以前，很少有医生会下这种诊断，不过及至 1980 年，全部门诊总量中，下背部疼痛已占到惊人的 5%。有专家认为，这种背痛大流行其实与神经问题或生理损伤没多大关系，牵扯更多的倒是工作压力和对职业的不满。研究者论述说，闷闷不乐的员工哪怕只受了小伤，也会尽可能耗病假不来上班，而且在家待得越久，他们的郁闷和对疼痛的敏感度反而越发加重。法庭或补偿委员会判给他们巨额经济补偿也算是部分原因。经调查发现，涉讼疼痛患者群中，超过半数患者的疼痛病因都是情绪因素而非生理因素，于是有位研究者将这种现象命名为"诉讼中的慢性疼痛"[8]。

20 世纪 70 年代到 80 年代之间，许多专家都倡导采用多学科方式治疗严重疼痛。[9]华盛顿大学和迈阿密大学都运作过选取这类治疗思路的医疗中心。加入治疗项目的患者进门时要扔掉止痛药，有时这类药物竟会装满超大购物袋。随后，他们会缓慢停用麻醉剂，防止出现戒断反应，同时还要完成全套养生计划，重点是理疗、心理治疗以及包括行为矫正在内的其他疗法。患者每天要花好几个小时做有氧运动和游泳之类的伸展及力量训练。由于许多患者担心未来疼痛发作并因此产生焦虑，还要学习放松和压力管控技巧，以代替服食镇静剂和其他成瘾药物。

这就是 1981 年罗素·波特诺伊开始当住院医生时疼痛治疗领域的局面。他的导师罗纳德·坎纳博士（Dr. Ronald Kanner）当时在纪念斯隆 - 凯特林癌症中心工作，积极推动疼痛治疗。他认为，美国许多医生都有所谓的"阿片类药物恐惧症"[10]，这个词是力推阿片类药物的人生造出来的，用来形容对该类药物成瘾性的非理性恐惧。

坎纳发现波特诺伊不仅是个热心助手，研究能力也是世界一流，所以很快就让波特诺伊投入了论战。他交给波特诺伊一本布朗克斯地区*电话号码簿，[11]让他联系当地药剂师，询问他们的存货里有哪些二类清单麻醉剂，比如吗啡、地劳迪德和扑热息痛之类。事实证明，布朗克斯药剂师的手头没有多少麻醉止痛药，一方面因为他们很少收到这类处方，另一方面也是害怕遭人抢劫。

没过多久，其他医生开始推荐疼痛病人转投波特诺伊名下求诊。他逐步了解了不同表现症状的各种疼痛，也看到解痛有多难。有个得了镰状细胞性贫血症的 35 岁黑人大哥告诉他，每次疼痛发作，只能去医院熬痛等上好几个小时，才能从急诊医生手里拿到几片止痛药。波特诺伊给他开了一张扑

---

　　* 布朗克斯为纽约市五区之一，是以有色人种居民为主的贫民区，犯罪率很高。——译者注

热息痛的处方，让他能在家存够药品备用。那人当场崩溃大哭，跟波特诺伊哭诉说，以前从没有哪个医生信任过他。

波特诺伊拿到了助研基金，开始在曼哈顿上东区的癌症研究中心即纪念斯隆－凯特林癌症中心上班。这家医疗中心在美国头一个开设疼痛治疗专科，担任科主任的是该领域权威凯瑟琳·M. 弗利博士（Dr. Kathleen M. Foley）[12]。纪念斯隆－凯特林癌症中心是许多癌症患者挣扎求治、步步失守的终点站，有些医生恐怕会觉得在这儿干不下去。而波特诺伊，作为弗利团队的研究人员，则认为自己的职责在于减轻患者的痛苦。与肿瘤学家不同，他的工作不是竭力阻止癌细胞扩散，而是让患者尽量好受一点。多年后他曾说："我们就是白帽好人。战胜病魔不是我们的任务，所以也没有失败一说。你走进病房看到的是癌症扩散后期的病人，还有绝望痛苦的病人家属，可离开病房前，你还是能帮上一点忙的。"

20 世纪 80 年代中期，波特诺伊和其他医生开始使用新型癌痛药物美施康定（MS Contin）。出售该药的是普渡弗雷德里克公司（Purdue Frederick），十年后，正是这家公司为销售奥施康定注册了普渡制药。美施康定是种吗啡缓释片，癌症专家爱用它是因为药效持久，且不含阿司匹林或对乙酰氨基酚——这类成分会引发肠道出血以及肝损伤。

波特诺伊也接诊非癌慢性疼痛患者，1986 年，他与凯瑟琳·弗利联名发表了研究论文[13]，题为《非恶性疼痛治疗中阿片类止痛剂的长期使用》。依照研究的标准来说，这项研究局限性很强，只涉及纪念斯隆－凯特林癌症中心的 38 名患者，且病征混杂，从背痛到面部疼痛不一而足。但它出自这家著名癌症医院，因此还是引起了巨大反响，不仅成为波特诺伊开启事业的科学跳板，也激发了后来的疼痛管理运动。

最初他投入这项研究是出于同情。波特诺伊在文中指出，慢性疼痛患者可以形成一个"亚群"，其他疼痛治疗方案均告无效，在他们身上长期施用业已证实癌症患者用来安全的强效麻醉剂，也许能减少他们的痛苦。波特诺伊和弗利在论文中写道："我们得出结论，阿片类药物维持疗法可以是一种安全、有益也更人道的治疗方式。对于从无药物滥用史的非恶性疼痛疑难患者，它可以代替手术，也胜过束手不管。"

波特诺伊很快踏上了巡回医学讲座的征程，宣扬这一观点。资助他的除了制药公司，还有制药业支持的一家机构，丹内米勒基金会（Dannemiller Foundation）。最初，他提倡多用阿片类药物的言论并不受欢迎。倾向于多学科疗法的专家认为他只是制药业的"布道员"。他们辩称，虽然强效麻醉剂确实能减轻患者疼痛，但很少有患者的身体功能真正因此得到改善。

但新一代疼痛专家并不这么看。其中许多人坚信，严重的持续性疼痛得以缓解，这本身就是个可圈可点的目标，而随着波特诺伊名声渐起，赞同他的人也在不断增加。一位疼痛专家听过他某次讲座后表示："谁要是率先引入了一种激进疗法，就会有很多人想来听听他说些什么。"

1986 年的研究只是波特诺伊的起步。接下来几年中，他写过一系列跟进报告，所提供的数据帮助制药业和阿片类药物拥趸推进了麻醉止痛药的更广泛应用。

在他的论文中，波特诺伊断言，20 世纪 20 年代的研究者们指出的高成瘾率其实带有误导性，因为他们取样的人群是药瘾治疗项目中的患者，这种人群采样是有倾向性的。他辩驳说，如果去观察在医疗环境中接受麻醉剂治疗的疼痛病人的体验，就会发现这个人群根本不存在药品成瘾风险。这个论点其实并无足够数据佐证，但波特诺伊点出三篇报告支持自己的说法。此后多年，这些研究及其所谓的发现被阿片类药物拥趸和制药公司引用了几百次，疼痛管理运动也将其奉为圭臬。[14]

他所引证的三篇报告，第一篇在 1980 年发表于权威医学杂志《新英格兰医学期刊》(*The New England Journal of Medicine*)，述评了患者群体中的麻醉剂使用及成瘾。第二篇在 1977 年发表于医学杂志《头痛》(*Headache*)，考察了慢性头痛患者服用麻醉止痛药的情况。第三篇在 1982 年发表于另一科学杂志《疼痛》(*Pain*)，综述了烧伤病人接受极度痛苦的清创手术时使用麻醉剂的体验。所谓清创术，即从活组织上清除坏死皮肤，以促使伤口修复。

根据波特诺伊的描述，这三篇报告都有力表明，没有药物滥用史的患者在使用奥施康定之类强效阿片类药物时几乎没有成瘾风险。他说医院研究发现"受检的 11 882 名患者中，仅 4 名患者出现了成瘾现象"；此外，针对慢性头痛患者的研究仅确认"2 369 名患者中，有 3 名出现了成瘾问题"。波特诺伊说，在接受清创手术前服用阿片类药物的疼痛患者中，发生类似问题的比率也很低。

多年以后，普渡制药及其医药界盟友将会引用这同一组报告以及波特诺伊对它们的解读，以此为据声称奥施康定之类强效麻醉剂导致患者成瘾的风险"小于百分之一"。但事实上，这些报告不论单独来看还是凑在一起，都没包含什么科学证据足以说明长期使用麻醉剂是否安全。

刊登于《新英格兰医学期刊》的那篇报告，也就是波特诺伊等人说它发现"受检的 11 882 名患者中，仅 4 名患者出现了成瘾现象"的那篇，甚至并不是一篇研究报告。其中的数据却是取自 1980 年两名科研人员赫谢尔·吉克博士（Dr. Hershel Jick）和简·波特博士（Dr. Jane Porter）寄给医学期刊的一封信。这两名研究人员挑头发起了波士顿药物监测协同计划，旨在更好地确认多种不同处方药的副作用，并非仅针对阿片类药物。他们的研究与任何一种药物的长期使用安全性其实并无关系，因为对患者的监测仅限于住院期间，病人出院后就终止了。多年后，吉克博士表示，他和波特博士以信件形式向《新英格兰医学期刊》递交那份关于麻醉剂使用的数据，恰是因为他们认为这些数据还没强到能算一项研究。他补充说，不能仅根据他们的数据就对长期使用麻醉剂的风险做出任何结论，而且波特诺伊等人引用他们的数据做出误导性断言时，从没联系过他。

波特诺伊等人同样曲解了那篇针对偏头痛患者的研究。那项研究的发生地是芝加哥的钻石头痛诊所（Diamond Headache Clinic），研究对象是医院收治的 2 369 名患者的体验。

虽然波特诺伊等人宣称该研究从大量病患中仅找出"3 例问题患者",事实却绝非如此。实际上,这 3 例问题患者来自一个仅有 62 名患者的较小群组,被区别分组进行观察是因为这群患者来院就诊前服用止痛药至少已半年以上,或混用巴比妥酸盐和止痛药半年以上。被引用的这 3 名患者相当于该组患者的 5%,可波特诺伊即便是在兜售这篇头痛报告时,也只字不提该报告的结论。这篇研究报告特别警告说,不建议使用麻醉剂治疗头痛:"慢性头痛病人有成瘾及滥用药物的风险。"

多年以后,等到奥施康定已从李郡这样的地方席卷而过,肆虐很久,波特诺伊才谨慎道歉,说前述研究的引用不当。他说自己本想"创造一种叙事",清除人们对阿片类药物的消极态度,帮助疼痛患者得到更好的救治。可当他捍卫疼痛管理运动那些时日,波特诺伊经常是斩钉截铁、毫无掩饰地断言,长期使用阿片类药物是安全的。有一次他对报纸记者说:"已经有越来越多的研究文献表明,这些药物可以长期使用,几乎没什么副作用。成瘾性和药物滥用根本不是问题。"

毋庸置疑的是,当波特诺伊在 20 世纪 90 年代初大肆推广他的阿片类药物"叙事"之时,医学界确实也亟须改进疼痛治疗。许多医生在医学院上学时,学到的疼痛及其管理课程可能只有一个学时。因为担心药物成瘾,医生也很抗拒处方强效阿片类药物。威斯康星大学的研究人员在 1991 年调研了全州医学委员会的成员,发现其中只有 12% 的人认可采用这种治疗方式。针对某些患者群,尤其是老人和新生儿这两个群体,严重疼痛的治疗方式几乎仍在蒙昧初开状态。直到 20

世纪 80 年代中期，外科医生给危重症新生儿做手术时都还不用止痛药，认为让婴儿承受药性是太大的风险。多年来，儿童疼痛一直都治疗不得力。曾有一位儿科疼痛专家在 1991 年对《洛杉矶时报》（*Los Angeles Times*）说："医院不打麻药就给儿童做一些治疗，大多数成年人看了会惊呆。"

在疼痛管理运动领袖的激励下，政府权威机构很快开始呼吁改善疼痛治疗方式。比如在 1992 年，美国公共卫生署的下属部门医保政策制定部曾发布新规，敦促医院对术后剧痛加大使用强效麻醉剂的力度。公共卫生署署长詹姆斯·O. 梅森博士（Dr. James O. Mason）表示，需要用新规破除"文化上的"迷信，比如说"疼痛是磨炼意志的必经途径，婴儿感受不到疼痛，老年患者更能忍受疼痛，包括治疗术后疼痛的麻醉剂容易成瘾"，如此等等。

同时，阿片类药物拥趸在另一关键战场也取得了缓慢但稳健的进展：游说州立法机构或州医学委员会，也就是美国各州给医生发放执照的机构，说服他们鼓励放宽对强效止痛药的使用限制。以 1989 年的得克萨斯州打头，越来越多的州开始出台法律，更新医疗指导原则，刻意重新措辞，认可强效麻醉剂对治疗严重慢性疼痛的价值。阿片类药物拥趸长期以来坚持认为出台这些政策十分必要，因为大量使用止痛药的医生遭到了缉毒干探和医疗监管机构的不公平骚扰。

任何宣传活动都要有个好用的妖魔对象，而疼痛管理积极分子早就瞄准的敌人，是限制医生尽情处方阿片类药物的一切法规、机构或监管机制。他们声称，这类障碍也包括有些州用来追踪医生发放受管控药品情况的数据库，或叫"处方监控系统"。

20世纪90年代中期，只有十四个州拥有这种系统，执法机构用它来辨认阿片类药物处方量超出常规的医生。有时这种数字可能仅仅反映医生所属专业的本质特征。但在另外一些情况下，止痛药处方确实也可能是医生开张"药片工厂"的迹象。纽约等州监控吗啡、羟考酮等二类清单麻醉剂的处方情况，通常是采用这种系统来应对处方药滥用危机。

多年来，制药公司和代表医生的职业团体即美国医学会一直在激烈反对处方监控。随着疼痛管理运动在90年代初期积聚了势力，阿片类药物拥趸占据了运动的主导地位，他们宣称，处方监控对合法处方产生了"寒蝉效应"，因为医生害怕招致执法部门的注意。

反对监控的重要代言人之一，是威斯康星大学的一个专家小组组长戴维·E.乔兰森（David E. Joranson）。他旗下的研究组织原名为疼痛治疗小组（Pain Treatment Group），后来更名为疼痛与政策研究小组（Pain and Policies Studies Group）。入行之初，乔兰森在威斯康星州的管制药物委员会管过事，1980年代末以此身份参与推动了威斯康星州改进癌痛治疗的进程。不久之后，他离开了政府部门，全力推动疼痛治疗，包括在一些发展中国家推动改善癌痛治疗，因为这些地区抵制吗啡的文化禁忌根深蒂固。

乔兰森在1990年代初发表的一系列文章[15]中指出，处方监控并未显示有任何执法功效，却让医生即使面对需要用药的患者，处方麻醉剂时也束手束脚。乔兰森曾公开表示支持采用监控手段"平衡"执法部门及疼痛患者双方的需求。但在阿片类药物的鼓吹者看来，"平衡"变成了某种政策的代名词。比如说，有几个州的政府为了顺应医生对处方监控的不满，将纸质处方变成电子处方。乔兰森对此表示反对。1993 年，在提倡使用阿片类药物的杂志《美国疼痛学会公报》（*American Pain Society Bulletin*）上，乔兰森联合署名发表了一篇论文，提出："要求使用电子处方向医生发出了一个明确无疑的信号，如果给疼痛患者开管控药物超过了最低标准量，就可能无端而高调地引来警方或监管机构的注意。"

乔兰森等人认为处方监控在医疗界产生了"寒蝉效应"，可当时也有医疗专家认为这种说法证据不足，比如批评制药业的倡导组织"健康研究小组"（Health Research Group）的西德尼·沃尔夫博士（Dr. Sidney Wolfe）。到了 1990 年代中期，疼痛管理运动如日中天，甚至连国会发起动议，要求建立州级、国家级的处方监控系统，也被他们遏止了。

彼时，新闻媒体也在对公众宣传这场运动的消息。1997年春天的两个月之内，就有《美国新闻与世界报道》（*U.S. News & World Report*）发表了《仁慈的品质》（*The Quality of Mercy*），《福布斯》（*Forbes*）杂志发表了《吗啡迷思》（*The Morphine Myth*）。有些记者大肆宣扬波特诺伊所引用的三篇报告中的数据，用来说明麻醉剂并无致使患者成瘾的风险，却连一眼都不看这几篇报告的准确内容。

还有记者决定夸张地描写止痛之役，在他们笔下，医学

"迷思"、添乱的法规、"多管闲事的"政府缉毒干员都在插手剥夺患者急需的药物。1997 年,《花花公子》(*Playboy*)杂志甚至说美国政府"需要一场能打赢的战争……而它就在打垮医生诊室"。文章还说:

> 全美范围内,州级干员正联合 DEA 监视所有疼痛诊所,因为他们假定毒品问题与麻醉剂处方如影随形。在这种理论支持下,一整个患者阶层都被政府划入了罪犯之列,吓得医生抛弃了这些患者。

但是,有些重要情节却没人报道,记者们没写对科学的曲解,没写疼痛管理运动与制药业之间的金钱关系网。制药业提供的资金不仅支持了罗素·波特诺伊这些研究人员的工作,也支持了鼓吹多用阿片类药物的咨询顾问和每一位疼痛管理专家。制药公司以重金补贴所谓的"患者"权益小组,比如美国疼痛基金会(American Pain Foundation),以及两个代表疼痛专家的重要专业团体美国疼痛学会(APS)和美国疼痛医学学会(AAPM)。仅 1997 年一年,普渡制药就投入了五十万美元[16]资助由这两个组织创办的联合委员会,该委员会发布报告,敦促医学界更广泛地使用强效麻醉剂。

制药公司还资助了戴维·乔兰森[17]在威斯康星大学的疼痛与政策研究小组。虽然该小组也从罗伯特·伍德·约翰逊基金会(Robert Wood Johnson Foundation)等非营利组织那里接受资助,但其主要资金来源仍是阿片类药物制造商，比如杨森制药（Janssen Pharmaceuticals）、诺尔制药（Knoll Pharmaceuticals）和奥托－迈克尼尔制药（Ortho-McNeil）。这些制药业金主者当中最慷慨的当然非普渡莫属，资助了乔兰森的小组数十万美元。

推崇阿片类药物的阵营与普渡等制药公司之间的意识形态关联其实远比金钱往来更深刻。许多呼吁更大胆使用麻醉剂的专家并不把普渡看作是唯利是图的大企业，而是寻求良策改善疼痛治疗这一高尚社会事业的盟友。罗素·波特诺伊在纪念斯隆－凯特林癌症中心的同事凯瑟琳·弗利博士曾在1996 年的一次采访中说："我视它们为教育同事，想努力施行教育的不是政府，也不是国家癌症研究院，却是制药公司想要改进疼痛治疗。"待到奥施康定滥用的危机爆发，疼痛专家们将会发现，很难撼动与制药公司之间的关联。

看着美国疼痛学会这种专业组织将议程主旨转向药理式治疗，许多医生十分痛心。某临床心理学家说："APS 当真该是美国医药协会的缩写了。"* 倡导非药物方式治疗慢性疼痛的影响渐弱，当然也有其他原因。研究表明，慢性疼痛患者在迈阿密大学等处参加过多学科综合治疗项目后，病情有所改善，却又复发率极高。当医保管理的时代车轮隆隆飞驰，疼痛医生也遇到了精神治疗师们同样面临的经济压力。因为保险公司愿意偿付药品费用，却不愿承担多学科综合治疗中心与心理治疗和康复计划相关的费用，有时这类账单的数额竟

---

* 美国医药协会和美国疼痛学会的英文缩写都是 APS。——译者注

止痛毒丸

会高达两万美元。

反对的声音零星出现。疼痛专家丹尼斯·特克博士（Dr. Dennis Turk）于 1996 年在《疼痛与症状管理杂志》（*Journal of Pain and Symptom Management*）上发表文章，认为提倡多学科综合治疗疼痛和推崇用阿片类药物镇痛对立双方的专家观点都有偏颇，因为都是由人数较少、病情独特的患者群组归结而来的观点。特克认为，只因为某些疑难患者用麻醉剂难见疗效，多学科综合治疗的信徒就排斥用药并不公平，他告诫说，鼓吹阿片类的人也只是投射了自己基于同样小型的群体得到的经验，在整个疼痛患者群体中只看癌症患者。

同一期杂志上，药品滥用领域的权威人士达特茅斯医学院的塞登·R. 萨维奇博士（Dr. Seddon R. Savage）提出了另一种警告。萨维奇论证道，普通人口的药物滥用比率通常在 3% 到 16% 之间，最常被引用的数字是 10%。对于长期服用强效麻醉剂的疼痛患者，这个数字可能也相差无多。她还提到，疼痛患者使用阿片类药物的时间越长，成瘾风险就越高。萨维奇于 1996 年的文章中写道："谈及治疗性阿片类药物的使用，全然无视忧虑当然很容易。"不过她接着说：

> 但这显然会是个错误。看到用阿片类药物治疗慢性疼痛出现了很多意外后果，许多强烈支持这种长期治疗方案的专家吓了一跳。而之前用此药方治疗急性疼痛和癌痛时未出现这些副作用，是因为各病例的临床变量相差甚远。这个情况沉重打击了许多一心支持长期使用阿片类药

物治疗慢性疼痛的专家。历史上对使用阿片类药物由来已久的戒心并非无根无据。

1990 年前后，罗素·波特诺伊拜访了当时设在康涅狄格州诺沃克市的普渡制药总部。他约见了公司高层和科研人员，敦促他们开发适用于慢性疼痛患者的强力长效阿片类药物。波特诺伊后来回忆说，公司高管们对他的提议似乎兴趣不大，他猜原因很简单：当时普渡制药出品的美施康定这类长效阿片类药物在医患双方看来，都是不治之症的最后凭借，并不光彩。

波特诺伊说："我从没得到过回音。我就以为他们认为我的建议是烫手山芋，是过于消极的概念。"

然而事实上波特诺伊造访时，后来的奥施康定已经在普渡进行设计，且普渡很快就大张旗鼓力图改变医生对麻醉剂的看法。波特诺伊算是为这场运动奠定了基础，而坐拥普渡又鲜为人知的萨克勒家族，为普渡的奋发补上了不可或缺的因素：卖药的大学问。

多年后，有个被普渡雇来推广奥施康定的销售代表回忆起第一次面见普渡创始人之一，萨克勒三兄弟中的雷蒙德·萨克勒博士（Dr. Raymond Sackler）的情景。当时博士已经 80 岁了，仍尽力见过公司的每个新员工。药代去雷蒙德·萨克勒办公室拜见期间，雷蒙德大谈特谈奥施康定的远大前景，还说这款药物将引领普渡成为制药巨头。当时他就断言："奥施康定，就是我们一飞冲天的翅膀。"

第三章

丹铎秘史

早在雷蒙德·萨克勒押宝奥施康定四十年前，1962 年，他的大哥亚瑟·M. 萨克勒博士（Dr. Arthur M. Sackler）曾坐在一个参议院特别调查小组面前作证，[1]那是一场调查药品推销时采用误导性声明或手段的听证会。

时至今日，制药公司直接向医生宣传、推销处方药已经司空见惯。但在 1962 年，制药业只是刚开始用此招数，而批评者则担心这种营销策略会引发欺骗性宣传和医学界腐败。美国最大的药品销售广告公司威廉·道格拉斯·麦克亚当斯（William Douglas McAdams）设在纽约市，老板就是亚瑟·萨克勒。而这家公司只是萨克勒家族主宰制药业销售端的一个最显眼的标志。亚瑟的商业利益网极为庞大复杂，乃至于其全域之内的具体情形直至他去世之后方才浮出水面。

亚瑟·萨克勒意志非凡，决心坚定，亲朋好友和支持者都对他崇拜有加，认为他具有文艺复兴伟人的特质，有对科学的热情，也有企业家的眼光，所以能身兼多职而无往不胜。还在医学院上学时，亚瑟就已经兼职撰写药品广告文案了。后来他主管某家大型精神疾病研究机构时，还兼任药品采购主管。

20世纪40年代开始，萨克勒创办了一个庞大的制药企业，涵盖了药品生产、运营、推广、销售等每一个领域。他的广告公司大力营销处方药，同时萨克勒还为全球最大的几家制药公司做顾问，帮他们决定挑选药品的哪几条主治症状去做推销。他手里还掌握着一系列科学杂志，发表研究论文介绍新药，积极报道广告客户出品的药物。他还持有一家双周报《医学论坛报》（*Medical Tribune*），向全国 168 000 名医生免费分发，报上发表的观点时常与在报上打广告的制药商一个鼻孔出气。

萨克勒还为客户提供较为低调、效果却毫不逊色的渠道，去接触医生以及药品的终端消费者——患者们。"信息广告"就是萨克勒一手独创的产物，后来发展成了无所不在的药品营销模式。60年代，他掌控的各公司合力编写了一系列"论文"，免费向报纸和出版物投稿，而这些刊物都是帮他的药厂客户推销产品的营销工具。后来普渡促销奥施康定时也用了同一手段，到处发表"调研"，凸显疼痛治疗不足的问题。

1962年的参议院听证会上，亚瑟·萨克勒遇上了劲敌，田纳西州的民主党传奇参议员埃斯蒂斯·基福弗（Estes Kefauver）向他发出了一连串敌意质问。基福弗带头批评制药业的药品实验及营销策略，同在1962年，他率先公开警告沙利度胺（即"反应停"）的危险，这种镇静剂会导致胎儿畸形。听证会上，基福弗盘问了萨克勒与一家小型公关公司医疗与科学传播协会（Medical and Science Communications

Associates）有何关联，这是一家专发促销新闻的公司。

萨克勒向参议员们承认，威廉·道格拉斯·麦克亚当斯公司跟医疗与科学传播协会有合作关系。但他坚决否认对这家小型公关公司的行为施加过任何影响，即便该公司与他的广告公司都开在纽约市的列克星敦大道上。

萨克勒申明："我在医疗与科学传播协会从未持股，也从未任职。"

严格来说，他的宣誓证词正确无误。医疗与科学传播协会的公司文件从未将他列为股东或企业管理层。但事实上，该公司的唯一股东是埃尔斯·萨克勒（Else Sackler），[2] 当时是亚瑟·萨克勒的前妻，也是他一生三娶中的第一任妻子。亚瑟·萨克勒的惯用手段，就是在公司档案中借用妻儿或合作伙伴的名字，掩盖自己的实际介入。

萨克勒从参议院听证会安然过关，名誉也毫发无损。整个听证会上他自信稳健，时不时提起自己丰富的医学资历，比如当过研究机构的负责人、发表过 60 多篇科学论文，而且还加入了许多声望卓异的组织等等，借此证明他的公司做广告都以科学为依据，并不会夸大其词。他不仅不动声色地藐视了行政官员和国会议员，还成功守住了商业交易细节的秘密。不愧是个营销天才，亚瑟·萨克勒借巧妙施放烟幕弹脱了身。

创办普渡制药的萨克勒三兄弟都喜欢秘密行事，但其中特别突出的是无可争议的家族领袖亚瑟。他的人生方向和行事法则全凭自己主张。不论公司的官方文件或信笺抬头上印的是谁的名字，亚瑟都毫无疑问在自己的王国里掌控着一切，甚至有时会管到他的兄弟莫蒂默（Mortimer）和雷蒙德。

萨克勒去世后，威廉·道格拉斯·麦克亚当斯的一名高管曾对律师讲解过萨克勒兄弟之间的生意关系："对我来说，全是亚瑟的。也许从法律角度考虑必须打散成不同的所谓'附属'公司，但其实在我看来，一切都是亚瑟的。"

萨克勒晚年开始用他挣到的巨额资产购入亚洲古董、欧洲青铜雕塑和精致的马约里卡锡釉陶瓷，其收藏举世闻名。他与诺贝尔化学奖得主莱纳斯·鲍林（Linus Pauling）交朋友；与埃及总统安瓦尔·萨达特（Anwar Sadat）、以色列国防部长摩西·达阳（Moshe Dayan）谈论艺术与政治；那个时代的文化偶像，比如画家马克·夏加尔（Marc Chagall）、雕塑家野口勇（Isamu Noguchi）和歌剧演唱家理查德·塔克（Richard Tucker），都是他的交际圈中人。

今天，世界各地有不少博物馆、医学院及其他机构都冠有萨克勒的大名。亚瑟·萨克勒带着两个弟弟，捐资建造了纽约市大都会艺术博物馆（Metropolitan Museum of Art in New York City）的萨克勒展厅。这片引人注目的加建展厅用了玻璃幕墙，里面陈列着埃及法老时期的奇珍异宝，其中最著名的当属丹铎神庙。这座由两根巨柱支撑的石制大型神庙运来纽约后，在萨克勒展厅内被重新搭建起来。此外，还有华盛顿特区史密森学会里的亚瑟·M.萨克勒展廊（Arthur M. Sackler Gallery），马萨诸塞州哈佛大学里的亚瑟·M.萨克勒博物馆（Arthur M. Sackler Museum），以及中国北京大学的亚瑟·M.萨克勒艺术与考古博物馆（Arthur M. Sackler Museum of Art and Archaeology）。

亚瑟的捐赠让他挣脱了卑微出身的限制，踏入了原本无法企及的上流社会。他本是东欧犹太移民的后代，生长在纽约市布鲁克林当年的工人住区弗拉特布什一带。他父亲的生意在经济大萧条时期倒闭了，后来又开了一家小杂货铺。为补贴家用，亚瑟开始为当地报纸和其他刊物写广告词。1933年亚瑟毕业于纽约大学并继续求学，又在纽约大学拿到了医学学位。

从一开始，他就游刃有余地跨界工作。1944年，他当上了威廉·道格拉斯·麦克亚当斯公司的总裁，同时还在纽约市皇后区的克里德穆尔州立医院（Creedmoor State Hospital）任精神病学住院医生。就在他的广告事业蒸蒸日上之时，亚瑟也在主治精神疾病的克里德穆尔州立医院[3]不断升职，最后当上了心理生物学研究所的主任。到1950年代，萨克勒已经靠药品广告生意赚够了钱，足以补贴他上班的那家研究单位。如果没有生意场的利润诱惑，亚瑟·萨克勒也许会一路发展成一名出色的研究型科学家。在医学界探求精神疾病的化学成因的早期工作中，他也有一份功劳。1950年代初，他和克里德穆尔州立医院的同事发表了多篇论文，提出精神分裂症患者与精神健康人群的血液化学指标有差异，他们还曾试图增加验血项目，据以筛选严重精神疾病。

萨克勒还是现代药品广告业的教父，他发明或完善的许多营销和推广策略直到几十年后仍被制药商沿用着。一度，制药公司并不会直接向医生推销处方药物，更没法让广告登上医学刊物。但亚瑟·萨克勒改变了这一切，让整个制药业和医疗实践都发生了巨大变化。

"二战"后，萨克勒的广告事业刚刚起步，制药业也正值转型之际。各大制药厂商开始大量增加药品生产种类，同时缩短了他们出品的各种药物的使用期限，以便为"新药"和"升级版"药物让路。那是个"神药"时代，抗生素、镇静剂、精神药物等一波波新药接踵而至，每种药都给曾经的不治之症带来了治愈的曙光。

在过去，向医生介绍新药是制药公司销售代表的工作。但1952年为了推销辉瑞制药公司（Pfizer Laboratories）的新型抗生素，亚瑟·萨克勒在当时全国一流的医学杂志《美国医学会杂志》（*The Journal of the American Medical Association*，*JAMA*）中插入了一则多页彩色广告。[4]这是药品广告首次登上主流杂志，它预示着制药公司与医生的财务纠葛愈来愈深的时代来临。

亚瑟·萨克勒相信，要想让医生随时了解可选用药品种类的快速变化，起关键作用的是药品广告、市场营销和推广。1950年，萨克勒曾在采访中表示，制药公司投入用于药品推广的资金当中，只有20%左右实实在在地用于品牌推广。他解释说，余下的大部分资金其实都用来教育医生了。

他当时的原话是："（广告费用）大部分都用在了信息传播和市场教育上，所以'广告预算'这个词其实用错了。这种'推广'对安全得当使用药物的重要性，就好比宣传好好开车和事故预防，有助于安全得当地驾驶汽车。"

归结于教育医生的名目下，萨克勒为药品销售开创了新的思路。在萨克勒的榜样启发下，几乎所有制药公司都开始资助医疗专业人员参加医学继续教育课程，简称CMEs。这些课程时长大概一小时，讨论医学问题，借机推销新药。几十年后，普渡也颇为破费地资助CMEs讨论疼痛医疗不足的问题，讨论医生必须更积极地治疗疼痛，比如使用奥施康定之类长效麻醉剂。

亚瑟·萨克勒不仅开创了营销药品的新途径，还推动美国生活进入了药片迅速解千愁的新篇章。1960年代的两种"好心情"镇静剂利眠宁（Librium，又名氯氮卓）和安定（Valium，又名地西泮），甚至被杰奎琳·苏珊（Jacqueline Susann）的小说《纯真告别》（*Valley of the Dolls*）和滚石乐队（Rolling Stones）名曲《妈妈的小帮手》（*Mother's Little Helper*）塑造成了神话。正是亚瑟·萨克勒的营销天分，让利眠宁和安定席卷全美，在家家户户的药箱和床头柜站稳了脚跟，成为这个时代最成功的两则营销案例。

从药理学上讲，利眠宁和安定属于同类药物，其类别名叫作苯二氮䓬类（Benzodiazepines）药物。这两种药对患者神经的镇静作用类似，且同样可能导致成瘾。这两种药的制造商是瑞士的霍夫曼-罗氏制药公司（Hoffmann-La Roche），亚瑟为他们当顾问。他很策略地将这两种药当作完全不同的药物进行营销，医生可以针对不同病情分别处方，于是两种药物就不会互相抢占市场。利眠宁投放最先，他将其定位成治

"焦虑"的药，同时又将安定针对的症状定义为其他一些精神疾病，并将这些症状统称为"神经紧张"。

霍夫曼－罗氏的美国子公司罗氏实验公司（Roche Labs）后来也采用这个战略推销它的孪生镇静剂，花费高达 1.5 亿到 2 亿美元，这种规模的营销投入在制药业前所未有。《美国关系》（*The American Connection*）[5] 是约翰·佩卡宁（John Pekkanen）1973 年的著作，书中说到，这些资金为利眠宁和安定掀起了一场前所未有的营销活动，同时瞄准了医生和普通公众。佩卡宁写道：

> 20 世纪 60 年代整个制药业鼓吹情绪药物的攻势将精神疾病的定义拓宽到了荒谬的程度，一网打尽了日常生活中能遇到的心烦、失望及所有含糊问题。无一人不是现成的吃药人选。即使这种广告描述的事实并非捏造，其言外之意也常有谬误。罗氏实验公司向各种"病征"推荐自家的孪生镇静剂，尽管没忘了避免利眠宁和安定的主治症状发生重叠。可医学杂志上的各种广告形成了累积效应，最终囊括了门诊所有常见的病征：紧张、焦虑、肌肉痉挛，甚至所谓"间歇发作"，据说特指悲观预估未来的忧心时段。此外还有心动过速、头晕、气促、停经、潮热、恐慌和抑郁等症状，都适合服用镇静剂、兴奋剂、抑制剂、抗抑郁药之类的其中一种，甚至全吃。任何症状都有药可下。

亚瑟·萨克勒本已十分富有，利眠宁和安定的成功营销更是让他富可敌国。根据他与霍夫曼－罗氏制药公司签订的条款，他按药品销量抽取提成。[6] 这家瑞士制药公司因为感激萨克勒成功营销其药物，还以未来营销工作的预付款形式，向他提供了数百万美元的无息贷款。萨克勒很快把这笔钱投入股市，又大赚了一笔。

虽然很多人认为亚瑟·萨克勒的事业是靠白手起家，可也有人认为他只是罩着科学面纱，无情无义，拼命敛财。他不但推动了药品营销业转型，还率先采用了几种最具争议、令人不安的做法：向医生们大施恩惠；在愿意为制药公司背书的专家、顾问身上挥金如土；资助据说是公正的医疗利益团体；发行刊物为制药业充当传声筒；直接攫取科研成果为营销服务。

萨克勒广告公司使用的营销手段完全不像合规的科学产物，倒像是只有草莽行业才有的街边叫卖伎俩。为辉瑞制药营销新出的抗生素四环素－竹桃霉素合剂（Sigmamycin）时，萨克勒的公司制作了一本宣传册，印上了不同城市好多位医生的名片，似乎是说这些医生都赞赏其药效。名片上写着每位医生的地址、电话和办公时间。但是有个好奇的记者试着去联系宣传册里列出的医生，却发现这些医生并不存在。

亚瑟·萨克勒手下的广告撰稿人也在重塑真正的医生和医学研究人员的工作。1950 年代威廉·道格拉斯·麦克亚当斯公司创办了一份免费双周报。并以制药巨头普强公司（Upjohn Company）的名义向医生投放，宣传"幸福宝贝维生素"[7]，这种维生素叫吡哆醇（Pyridoxine），即维生素 B6，恰巧在普强制药的另一款产品酶基滴剂（Zymabasic Drops）里也是主要成分。广告的画面是严重缺觉的父亲哄着怀里的婴儿，广告词中说：

> 宝宝不肯睡觉，爸爸熬成夜游神，也许只缺维生素 B6。婴儿配方奶粉和母乳通常不能足量提供"幸福宝贝维生素"。因此婴儿基础补剂要用酶基滴剂，维生素 A、D、C，加上 B6，四种齐备。

1958 年，美国儿科学会（American Academy of Pediatrics）专刊《儿科》（*Pediatrics*）的主编查尔斯·B. 梅博士（Dr. Charles B. May）决定深入调查。市场上突然大批涌现含维生素 B6 的婴儿补剂引起了他的警觉。于是他联系了几位科学家，来判定普强及其他制药公司是否在妥当宣传这些科学家的研究成果。

1958 年 7 月，梅写信给这些研究人员："请问，力主将其（维生素 B6）作为婴儿饮食通用补剂，是否妥当利用了您的研究成果？"回信一致答"不妥"。其中得克萨斯大学的阿里尔德·E. 汉森（Arild E. Hansen）回复说，他研究的是维生素 B 治疗婴儿腹绞痛的效果，因进展粗浅无法得出具体结论，只得中止。汉森博士写道："我们做梦也没想过推论说有什么'幸福宝贝维生素'。"他和其他几位科学家都表示，亚瑟·萨克勒的公司或普强公司都没有任何人曾告知过他们的研究成果被用来推销产品。四十多年后，波士顿药品协同监测计划的赫谢尔·吉克博士同样会发现，他的名头被人借用去推销奥施康定。

作为自家王国的主宰，亚瑟·萨克勒雇人和解雇人都杀伐决断，手下员工和生意伙伴对他都又敬又怕。他利用自己庞大的出版帝国帮朋友和企业盟友多多获利，外人只好吃亏。萨克勒向医生们派送《医学论坛报》，他喜欢借此渠道[8]传达自己的哲学观和政治主张。他在《医学论坛报》上开设专栏"人与药"，撰文贬损监管机构手伸得太长，歌颂不受约束的科学研究探索，偶尔甚至会向其他产业乱放炮。他讨厌吸烟，也严厉批评汽车制造商没有早点装备安全带。他还利用《医学论坛报》保护他的制药业客户，尤其那些生产名牌处方药的大厂。

除了政府监管机构，萨克勒及其客户的头号敌人就是仿制药制造商，后者只等名牌药物的专利一过期，就去生产便宜的同种药。萨克勒认为仿制药的药效可能比不上更昂贵的原版药物，而他在《医学论坛报》上发表的文章也将仿制药形容成医药界的"红色威胁"。其中有一篇题为《低效仿制药致精神分裂症者失控》[9]，讲述了退伍军人医院的患者用药从名牌抗精神病药物氯丙嗪（Thorazine）换成了仿制药，结果"天都塌下来了"。该文接下去说，有 11 例精神状况已经稳定的患者也出现了失控现象，直到重新换回氯丙嗪，他们的行为才回归正常，"好像拨了个开关似的"。FDA 官员深入调查了[10]这一系列病例后发现，《医学论坛报》的文章所引用的报告有严重的科学瑕疵，不能据以判断仿制药是否安全。

　　亚瑟的两个弟弟莫蒂默和雷蒙德也都聪明过人、事业有成，后来他们也都慷慨解囊资助艺术、科学和医学。但他们也是亚瑟王国的一部分，长期生活在亚瑟的阴影里。亚瑟比莫蒂默大三岁，比雷蒙德大七岁，但亚瑟对他们不像大哥，倒像是家长或老师。亚瑟送他们俩进了医学院，支付了他们研究精神病学的培训费用，还在自己资助的研究机构即克里德穆尔州立医院给他们谋了职位。纽约的精神病学家斯坦利·格雷厄姆博士（Dr. Stanley Graham）曾于 1950 年代初期在该医院任职，他回忆说，亚瑟对两个弟弟的态度简直像老板对雇员。他说："所有人都对亚瑟唯命是从，莫蒂和雷也一样。"

　　1953 年，莫蒂默和雷蒙德因为拒绝签署[11]麦卡锡时代的忠诚宣誓，被克里德穆尔州立医院开除，亚瑟又再次插手，给两个弟弟找到了新工作。他把小哥俩安排进了制药业。

　　多年来，亚瑟·萨克勒眼睁睁看着自己的药品广告客户用无比低廉的成本制药，转手大大涨价卖出去，赚得盆满钵满。萨克勒也想分一杯羹，但又不能和自己的广告客户竞争，所以他退而求其次，出钱买下一家制药公司，让两个弟弟经营。

　　新公司取名普渡弗雷德里克公司（Purdue Frederick Company）。地址在纽约市格林尼治村的克里斯托弗街，这条街的历史能追溯到 1892 年，那个时代的安慰剂和成药之所以有效，是因为添加鸦片剂或酒精，或者两样都用上。普渡弗雷德里克公司的创始人是约翰·普渡·格雷博士（Dr. John Purdue Gray）

和乔治·弗雷德里克·宾厄姆（George Frederick Bingham），他们出产一款万灵药，叫作格雷甘油补剂，配方中含有大量雪利酒，数十年里都是这家公司最畅销的产品。1937 年他们向医生发放的广告卡上写着："春日来临，[12] 患者厌倦了冬季的病痛，该给他们推荐格雷甘油补剂。这种可靠的补剂久经考验，屹立 45 年不倒。"1952 年萨克勒家族买下这家公司时，它的年收入只有 22 000 美元。

若看萨克勒家族接管之后普渡推出的第一款药品，并不能看出这家制药公司后来会生产奥施康定之类强效止痛药。1955 年，普渡开始销售一款名叫新来福（Senokot）的泻药，三年后，普渡的生产线又新添了去除耳垢的处方药耵聍消（Cerumenex，即三乙醇胺多肽油酸）。（这两款药物都十分成功，至今仍然在售。）可以合理推断，公司选择这两款药，其中肯定有亚瑟的原因，凭他在制药业的经验，萨克勒深知像普渡这种小型私有企业想要兴旺发达，唯一出路便是找到或创造出还没被制药大厂占领的商机。数十年后，正是这个理念让他的两个弟弟在另一个长期被忽视的领域看到了商机：治疗疼痛。

20 世纪 50 年代，普渡弗雷德里克公司只是莫蒂默和雷蒙德两兄弟经营的几家制药公司之一。他们同时还拥有谷氨维他公司（Glutavite Corporation），[13] 卖的一款药就叫 L- 谷氨维他（L-Glutavite）。《医学论坛报》的广告设计场景中，老头老太太说 L- 谷氨维他是"代谢脑补品"，能让糊涂头脑重获新生。撇开它似是而非的药物名称，L- 谷氨维他其实是成药时代的返祖产物。它只是拿谷氨酸钠，也就是俗称味精的嫩肉粉，跟维生素 B 混起来而已。而将它吹捧成神经兴奋剂的那则广告，正是制药业梦工厂的杰作，出自亚瑟·萨克勒的广告公司威廉·道格拉斯·麦克亚当斯。

1950 年代末期药品宣传业经历了爆炸式的发展，引起了约翰·李尔（John Lear）[14] 的注意。身为读者甚众的《周六评论》（*Saturday Review*）的科学栏目主编，他察觉到这场营销攻势在威胁公众健康。制药商在大力鼓吹同时使用多种不同抗生素治疗患者，这种做法十分危险，有可能促生耐药细菌。李尔开始撰写一系列调查文章，试图打散药物制造业和药品营销业之间日渐深重的相互依赖关系。

几十年前，李尔因揭露农业部内发生的一场欺诈而名声大噪。而这一次，他的报道线索直指萨克勒三兄弟，以及负责监督制药业的政府机构 FDA。

李尔最初的调查目标是一名 FDA 官员亨利·韦尔奇（Henry Welch），此人负责管制抗生素。李尔发现韦尔奇从两家杂志拿薪水，《抗生素及化疗》（*Antibiotics and Chemotherapy*）和《抗生素医学与临床治疗》（*Antibiotic Medicine and Clinical Therapy*），这两家杂志都发表了关于抗生素的药物研究报告。当李尔质问韦尔奇接受杂志报酬一事时，韦尔奇坚持说他与杂志社的关联并未构成利益冲突，因为两家杂志社都独立于制药业。然而，李尔的一篇文章引发了国会调查，发现六年间韦尔奇从杂志社得到的 287 000 美元恰恰来自他监管的抗生素生产商。该制药商豪掷百万美元重印了那两家杂志发表的抗生素宣传文章，分发给医生以求推动药品销量。韦尔奇得到的回报显示出他从中渔利的程度，文章转载的版税是 7.5%。顺便说一句，关于这些药厂出品的抗生素的研究文章，发表前都经过制药商的审阅修改。

出事后，韦尔奇立刻灰溜溜地辞职了。李尔继续深挖，发现制药公司加印所购文章的费用支付给了一家 MD 出版公司（MD Publications），由这家公司支付韦尔奇的费用。MD 出版公司总裁费利克斯·马蒂－伊巴内斯博士（Dr. Felix Marti-Ibanez）是一名研究人员，但李尔怀疑他只是傀儡，掩护着公司真正的老板。

马蒂－伊巴内斯也受雇于亚瑟·萨克勒的一家广告分公司，而且 MD 出版公司甚至就与此分公司共用办公空间。马蒂－伊巴内斯还曾在克里德穆尔州立医院与萨克勒三兄弟共事。韦尔奇向李尔承认，MD 出版公司的股东包括马蒂－伊巴内斯和另外两名投资人，但他没有透露另外两人是谁。李尔觉得很清楚这两人就是萨克勒家的两兄弟。

在《周六评论》1962 年 3 月的文章中，李尔明确提到了这家人。他笔下的萨克勒家族就是现代版专制帝王，他们在新兴的药品销售业的影响力，堪比主宰石油业的约翰·D. 洛克菲勒（John D. Rockefeller）[*]，或者控制铁道业的杰伊·古尔德（Jay Gould）[**]。他说萨克勒兄弟在 L－谷氨维他的制造、营销和

---

[*]　约翰·D. 洛克菲勒(1839—1937)，美国石油业大亨，创立标准石油公司。——译者注
[**]　杰伊·古尔德(1836—1892)，美国铁路业和电报业巨头。——译者注

广告方面起到的作用，象征着整个制药业发生了一场极为重要的转型——变成了大型销售机器。

> 精神科医生这一行，本是精神疾病的专业指导，备受尊敬，而这三位精神科医生却合谋将调味剂混上维生素冒充灵药，说是能抑制衰老导致的大脑退化，这实在让人痛心。但 L–谷氨维他事件的重要性已经超出了精神病学的范畴。这一事件暴露出，美国的处方药管控虽曾精准到堪比艺术，如今却堕落到像机器一般冷漠地忽视个人。
>
> L–谷氨维他的营销远未将萨克勒三兄弟在药品综合营销方面的资源发挥到极限。他们在处方药领域无孔不入，成功突破了医学界的重重阻力大行其事。不论他们在制药业遇到了什么阻力，显然作用都不大。

李尔随后论证了亨利·韦尔奇、MD 出版公司和萨克勒兄弟之间的关联。他想拼凑出这一套错综复杂的商业脉络，但这张大网更难穿透，因为涉事的都是私人企业，并无义务公开真实老板的身份。与萨克勒家族相关的人名不断地冒出来，包括曾为亚瑟工作过的律师和会计。李尔指出，亚瑟名下的一家新闻公司在 1951 年率先宣布，韦尔奇将在新刊物《抗生素与化学》（*Antibiotics and Chemistry*）出任主编。他还发现莫蒂默·萨克勒是另一家抗生素相关杂志的编委会成员。威廉·道格拉斯·麦克亚当斯公司引用过这家杂志发表的文章，打广告推销四环素－竹桃霉素合剂，也就是印上了凭空捏造的医生名片的那则广告。身为 FDA 官员，韦尔奇宣告过增加抗生素用量的新时代，当时他引用的例子正是四环素－竹桃霉素合剂。

　　萨克勒兄弟从未与李尔对话，李尔也找不到他们与 MD 出版公司关联的最后一环。与 MD 出版公司相关的文件堆积如山，商业交易错综复杂，就像穿不透的迷雾。如果李尔论证成功，亚瑟·萨克勒精心打造的帝国可能早在 1962 年就土崩瓦解了。事实上，亚瑟和两个弟弟很快就将李尔置于脑后。

　　到 1970 年代普渡弗雷德里克公司虽然规模还小，却已是一家很能赚钱的企业，让莫蒂默和雷蒙德两兄弟赚得盆满钵满。1966 年，普渡旗开得胜，购入了名叫必妥碘（Betadine，即碘伏）的一系列杀菌产品，其中包括一款橙色杀菌剂，是医院用来给患者做术前消毒的。这一产品生产成本低，利润空间大，是普渡的理想产品。1969 年，必妥碘更是名噪一时，因为航天员尼尔·阿姆斯特朗完成了著名的月球漫步后，选择用这种溶液给阿波罗登月舱消毒。

　　1970 年代，萨克勒家族的生意已经扩展到了海外，而莫蒂默和雷蒙德两兄弟分别居住在大西洋两岸。雷蒙德还住在康涅狄格州，与公司的美国分支普渡弗雷德里克公司关系最紧密。莫蒂默主要负责家族在欧洲的运营，包括英国版的普渡制药，纳普制药公司（Napp Pharmaceuticals）。随着时间推移，萨克勒家族与澳大利亚、加拿大、德国以及日本的制药公司都建立了联系。但说到底，多亏纳普制药买下了苏格兰制药商巴德药厂（Bard Laboratories），才为萨克勒家族介入疼痛治疗领域奠定了基础。

巴德药厂的研究人员研制出了适用于吗啡的缓释技术。1980 年，纳普制药开始在英国销售吗啡缓释片，品牌名称是 MST。四年后，经过 FDA 更严格的检测，普渡弗雷德里克公司以美施康定的药名将它推向美国市场，这就是奥施康定的吗啡版前身。

当时，莫蒂默和雷蒙德·萨克勒兄弟分别是 68 岁和 64 岁。虽然两人的个性和生活方式都相去甚远，但他们一辈子都是合作伙伴。两人有一位共同的熟人，说他们俩有时也会发生争执，甚至严重到在普渡董事会上要由律师陪着各自分开坐。熟人们都说，雷蒙德性格内向，不擅社交；莫蒂默相对外向，喜欢混迹于上流社会。和大哥亚瑟一样，莫蒂默也结过三次婚，其中两次都娶了花季少女。亚瑟即使对朋友都十分吝啬，可莫蒂默大不相同，他在伦敦、英国乡间、安提布岬的法属里维埃拉、阿尔卑斯山的奥地利度假村都有豪宅。里维埃拉的夏日傍晚常有客人来访，在别墅后院跟莫蒂默下盘西洋双陆棋。豪宅员工里配了一名网球教练，可以陪萨克勒的主宾们打打网球。冬天，莫蒂默的活动就移师阿尔卑斯山，教练也换成了滑雪高手。莫蒂默对历任妻子都出手大方，他的第二任妻子收藏了大量珠宝，其中包括两对价值四十八万美元的宝格丽耳环。

莫蒂默的慷慨并不限于妻子和客人。他和弟弟雷蒙德重金捐赠英国的艺术博物馆，包括大英博物馆（British

Museum）、阿什莫林博物馆（Ashmolean Museum）、蛇形画廊（Serpentine Gallery），也捐助其他科学和医学机构。萨克勒兄弟大手笔资助的美国机构也不少，比如古根海姆博物馆（Guggenheim Museum）、美国自然历史博物馆（American Museum of Natural History）和史密森学会（Smithsonian）。

除了追求高品质生活，莫蒂默·萨克勒移居欧洲可能还有其他动因。他的第二任妻子戈特劳德（Gertraud），昵称戈芮。在激烈的离婚大战中，她在法庭文件中提到，莫蒂默决定离开美国是为了避税。文件声称：

> 莫蒂默·D. 萨克勒，生于纽约市布鲁克林区，于1974年放弃美国国籍，成为奥地利公民及欧洲多个国家的常住侨民。他这么做无疑是不想为其在美国及海外的收入向美国交税。[15]

过了一些年，戈芮·萨克勒改变了说辞，称她的前夫也对奥地利感情深厚，因为他的父母移民美国前曾生活在东欧。不论出于什么理由，弟弟放弃美国国籍显然让亚瑟勃然大怒。20世纪90年代中期奥施康定进入市场时，莫蒂默已经娶了第三任妻子，每年大多时间都住在伦敦，只有去开普渡董事会或参加艺术活动时才偶尔回美国。

亚瑟·萨克勒于1987年去世。他的悼念仪式在大都会艺术博物馆的丹铎神庙举行。追思会上，他的第三任妻子吉莲（Gillian）致辞："他是真正的好人，一位优秀的、出色的、高尚的正直之士。他从无任何小器、狡猾、卑鄙的念头。"

在晚年，萨克勒也曾试图以当年驰骋商场的决心征服艺术世界。比如，在慷慨捐赠大都会艺术博物馆的同时，将博物馆的一个储藏间作为私人仓库，存放他不断累聚的古董藏品。虽然亚瑟·萨克勒是位强悍的收藏家，但他始终没能成为公认的文化要人。一位拍卖行经理在亚瑟去世后不久表达了对他的总体看法："他身上只有富贵气。"

亚瑟·萨克勒这辈子都在努力遮掩家族生意，而且当然是指望着把秘密都带进坟墓。但在他去世后，吉莲也就是吉尔（Jill）与四名子女间展开了一场长达十年的冷酷讼事，争抢他留下的庞大产业。法律文件对他名下产业做出的估值是 1.4 亿美元，然而他以前的财务顾问估计其真实价值要翻好几倍。就在亚瑟的继承人为遗产打破头之际，萨克勒兄弟隐藏至深的机密，包括他们避人耳目的商业投机，终于暴露在法庭文件中并被公之于众。

比如，亚瑟·萨克勒一直说自己与路德维希·W. 弗罗利希（Ludwig W. Frohlich）是激烈竞争的对手。此人在 20 世纪 50 年代至 60 年代经营着另一家称霸药品广告业的公司。但从法庭档案来看，萨克勒三兄弟和弗罗利希其实是合作伙伴。1973 年亚瑟·萨克勒写过一份备忘录，提及"我本人，弗罗利希以及我两个兄弟共同创建的财产"。其中就包括艾美仕健康公司（IMS Health），这家公司追踪处方概况，药品公司根据其数据了解医生对处方药的使用状况，以便能让药物销售代表更准确地投放促销信息。数十年后，普渡将会利用艾美仕的数据找到能开出奥施康定大处方，或有可能愿意这么做的医生。公众只知道弗罗利希是艾美仕的老板兼总裁。但亚瑟·萨克勒的孩子们和律师声称，创办艾美仕就是亚瑟本人的主意，而他的弟弟莫蒂默和雷蒙德也是公司合伙人。

在亚瑟产业的托管人会议上，他的长年心腹兼律师迈克尔·索南赖希（Michael Sonnenreich）解释说，"根据四方协议，（亚瑟）放弃他对艾美仕的权益，他与弗罗利希达成谅解，一旦未来出售公司，亚瑟有权分得四分之一"。也是在这次的托管人会议中，亚瑟的女儿伊丽莎白（Elizabeth）责难两个叔叔在艾美仕上市时没有给亚瑟应得的那份钱。根据会议备忘录，她当时说："爸爸想出了创办艾美仕的主意，他和比尔·弗罗利希（Bill Frohlich）握手一诺，比尔才获准推进。我对中间步骤了解不多，但我知道弗罗利希去世后，雷蒙德和莫蒂在公司股票上市时大发横财。据我所知，爸爸一无所得。"

吉尔·萨克勒也声称，雷蒙德和莫蒂默从普渡弗雷德里克公司获利极多，而这本应该是大哥的钱。另一次托管人会议上，吉尔告诉索南赖希："本来普渡弗雷德里克也该有个三方协议，可他们从中拿走了巨额财富。"得靠律师来拆解亚瑟三兄弟一辈子的商业运作。亚瑟的子女和吉尔·萨克勒之间的官司达成和解之前很久，先形成了一个协议，莫蒂默与雷蒙德同意支付 22 353 750 美元，买下大哥手里那三分之一的普渡股份。

曾试图揭穿萨克勒帝国真面目的记者约翰·李尔于 1999

年去世，没来得及了解这些庭审文件的存在。假如李尔有机会通读这些文件，就会发现他对萨克勒三兄弟的怀疑大多一语中的。亚瑟·萨克勒的财产档案表明，萨克勒兄弟拥有 MD 出版公司，也就是以再版稿费提成的名目，向 FDA 劣迹官员亨利·韦尔奇行贿 260 000 美元*的那家公司。MD 出版公司的所有权几经倒手，[16] 但文件记录表明，莫蒂默和雷蒙德两兄弟，或者他们二人掌控下的实体，就是 MD 出版公司那两位不知名的神秘股东。最终 MD 出版公司落在亚瑟·萨克勒的财产清单之中就很能说明问题。用萨克勒广告公司首席高管的话说："对我来说，全都是亚瑟的。"

到那个时候，莫蒂默和雷蒙德正准备推出奥施康定。从两兄弟以兜售"代谢脑补剂"L- 谷氨维他启动制药业生涯，迄今已过了四十年。像约翰·李尔这种对头早已不见影踪。萨克勒两兄弟积聚了海量财富，又大笔撒给博物馆和医疗机构。萨克勒这个姓氏现在遍布全球，镌刻在文化、教育的圣殿上。

亚瑟·萨克勒既有创造性，也不乏远见。但随着滥用奥施康定的报道在 21 世纪初不断增多，正值暮年的莫蒂默和雷蒙德面临着名誉和遗产都受损的风险，而原本会面临这个挑战的，是他们能干的大哥。

---

　　* 　数字与前文出现的数字不符，但原文如此。——译者注

第四章

大桶黄金

2000 年 8 月，阿特·范·泽收到了一封信。阿巴拉契亚疼痛基金会（Appalachian Pain Foundation）邀请他出席该组织即将召开的会议。范·泽以前从没听说过这个组织，但随信寄来的材料表明，该组织的目标是倡导积极使用阿片类药物治疗长期疼痛患者。

在说明函中，医生苏珊·伯特兰（Susan Bertrand）[1] 引用了 17 世纪英国药剂师托马斯·西德纳姆（Thomas Sydenham）的话："全能的主赐予人类[2]诸多疗法用以消除痛苦，其中最普及、最有效的就是鸦片。"伯特兰自称是阿巴拉契亚疼痛基金会的创始人，说该基金会的宗旨是召集医生参加系列培训会议，传播医学新思路，更积极地治疗疼痛。这些讲座的赞助方，就是奥施康定的生产商——普渡制药公司。

此信送到时，范·泽正觉得自己一辈子努力增进李郡民众的健康都是白搭。时不时有患者对这样那样的药物成瘾固然是常态，可现在，除非哪天太阳从西边出来，才会碰不到谁偷偷把他拉到一边求助，因为亲友无可救药地对奥施康定成瘾，有太多家庭走向一贫如洗、精神崩溃。

在范·泽居住的小社区德莱顿，他有个患者的儿子想去邻居家偷奥施康定，结果被一枪毙命；在他工作的小镇圣查尔斯，老奶奶从教堂回家都需要有人护送，以免撞见入室的强盗正在翻她的药箱。范·泽听到的可怕故事一个接一个：好多人家眼看着一辈子的积蓄被儿女的毒瘾消耗殆尽；嗑药的孩子把传家宝拿去典当，父母只好挨家去搜当铺只求赎回。李郡监狱里挤满了因涉毒罪名被捕的年轻人。没用多久，本地警长的侄子也身陷其中。

范·泽每天下班回家，匆匆吃过晚饭，就一头扎进地下室。本来那儿是他和儿子本（Ben）打乒乓球的地方。可现在他的太太苏·埃拉·科巴克（Sue Ella Kobak）下楼去看丈夫，总见他坐在这个临时办公室里，或是上网搜索有关奥施康定的新消息，或是跟其他医生、戒瘾顾问、新闻记者互通电子邮件。

她开始担心起来。她知道丈夫有时会自我封闭，甚至达到抑郁的程度。结婚前，范·泽也曾有过几段稳定恋情，可最终都没能修成正果。接着他遇到了苏·埃拉，这个意气风发、大大咧咧的女人决定与他共度一生。她是阿巴拉契亚本地人，父母都是活动家，她也追随了他们的脚步。20 世纪 60年代，她参加了名叫"服务美国志愿队"、别名 VISTA 的扶贫项目，在此过程中认识了第一任丈夫约翰·道格拉斯·科巴克（John Douglas Kobak）。约翰从哈佛中途辍学，来阿巴拉契亚当了 VISTA 志愿者，可 1970 年他才 25 岁时就骤然早逝，当时，苏·埃拉腹中正怀着他们的儿子齐克（Zeke）。

苏·埃拉一直梦想当律师，不是随便什么律师，而是真正能运用法律工具努力改善阿巴拉契亚的那种。她进入了肯塔基大学法学院，毕业后做了为社区服务的律师。

有一段时间，她工作的地方就在范·泽工作地街对面。在他照顾病人时，她正代表当地社区和环保组织，对付煤炭公司和填埋工程公司。同时她还是公设辩护律师，为雇不起律师的穷人做辩护。她经常遇到范·泽，让他给她打电话，他总是安静地微笑，答应会打。他从没打过。有个朋友跟两人都认识，分别向他俩建议该约会看看，终究也没后话。然后在1983年的某天晚上，苏·埃拉正在餐厅和朋友庆祝胜诉，一眼看到范·泽走了进来。她喝了香槟有些微醺："你怎么还没给我打电话呢？"于是三周后他来电话了。1986年，他们终结连理。二人生下了儿子本，还收养了女儿索菲·梅（Sophie Mae）。

家庭生活让阿特·范·泽变得比过去圆融。虽然他仍对圣查尔斯诊所尽心尽力，却也开始放几天假，陪陪孩子们。可他现在却在地下办公室一待好久，在网上搜索关于奥施康定及其滥用的报道。据他所知，这种止痛药的传播路径十分随意，不合常理。总是突然冒出哪个市镇的报纸开始报道用药过量或警方抓人的消息。这一波还未平，几百里外的某小镇又会有嗑药故事见报。2000年过半，范·泽已经了解到，滥用止痛药的地方[3]不止弗吉尼亚州和缅因州，还有佛罗里达州、路易斯安那州、俄亥俄州、宾夕法尼亚州、北卡罗来纳州，甚至阿拉斯加州都未能幸免。新奥尔良的一名警官对报社记者说，滥用维柯丁等传统止痛药的人和海洛因吸食者，都注意到了奥施康定。这位缉毒探员说："这种药可能会代替维柯丁。[4]我们这儿有很多嗑维柯丁的人正琢磨它呢，海洛因瘾虫已经开始用它了。"

范·泽是当地组织李郡健康联盟（Lee Coalition for Health）的成员，他们开始讨论，想个什么办法才能应对李郡日渐深重的奥施康定危机。加入这个组织的还有文斯·斯特拉维诺、贝丝·戴维斯等药瘾顾问，以及一些警官，包括李郡警长加里·帕森斯（Gary Parsons）。

斯特拉维诺确信，一场公共健康灾难正逐渐成形。他眼见着奥施康定的满意用户在口口相传它成分多纯、嗨得多猛的小道消息。赢得嗑药者青睐的其他处方药也是这样被传颂的，但斯特拉维诺认为奥施康定的危险性要大得多，因为它的超强药效，康施康定远比其他处方药更难于摆脱。越来越多的人开始尝试奥施康定，很多人再也逃不掉，他们只会成瘾、受伤，甚至丧命。

斯特拉维诺希望李郡健康联盟能向 FDA 施压，要求他们下架该止痛药。他坚称这种药物造成的危害已经远超 FDA 曾召回的一些药物，而且尚有风险更低的其他止痛药可供医生选择。

范·泽那时的想法不同。奥施康定对他的部分患者确有疗效，他还没准备好呼吁取缔它。不过他上网搜索时，倒是发现了一些让他深感烦忧的问题，其中最主要的是普渡这一波市场营销的性质之恶、规模之大。企业的药品销售代表向医生、护士大量分发促销礼品，比如印有奥施康定标志的绒毛玩具和沙滩帽，或是一张 CD《摇摆活生生》(*Swing Is Alive*)，里面灌的都是安德鲁斯姐妹（Andrews Sisters）的《布吉乌吉吹号手》(*Boogie Woogie Bugle Boy*) 这类歌曲。唱片封面是一对老夫妇跳舞的照片，他们显然是托了奥施康定的福，才免受关节炎的痛苦。

范·泽明白制药公司推销新药时总是这么送礼的。他的不安在于，普渡是在推销一种超强麻醉剂，却跟卖降压药、卖降胆固醇药的姿势毫无分别。考虑到这种止痛药日见其甚地遭到滥用，这么劝人用药尤为不妥。

范·泽的行事风格并非一味指责。他假定为普渡工作的医生和科学家的本意是好的，他们的目标是助人，而非害人。他觉得，即使存在任何差错，也可能只是普渡的管理层没觉察到奥施康定在李郡等地引发的问题。他认为，如果能联系上普渡的什么人，比如说是个医生同行，他们就能同心协力解决危机。

范·泽在普渡并不认识谁。但普渡有位医生 J. 戴维·哈多克斯（J. David Haddox）[5] 经常出现在报道奥施康定滥用的文章中，为该药和普渡的行为辩护。范·泽给他写了一封信，请求与他合作：

> 这个问题之严重、之普遍，无论怎样强调都不过分……因为我们这种贫困乡村缺乏资源，无法对硬核麻醉剂成瘾进行治疗和康复，这些问题就尤为可怕。这次

危机对疼痛管理界的所有人、对普渡制药公司也都是巨大挑战。我很期待与您深入探讨这个问题。

戴维·哈多克斯身材高挑，体型匀称，嘴角下垂，留着一把胡子，攒了一堆医学证书和职业资格证书令人称羡。起初他学的是牙医，但拿到学位后又决定当全科医生。他进了医学院，专业方向是疼痛管理、成瘾药物和精神病学。

20世纪90年代初，他主管过埃默里大学医学院疼痛管理系和美国疼痛医学学会（AAPM）。与罗素·波特诺伊不同，哈多克斯并非训练有素的研究人员，但他成了疼痛管理运动最高调的鼓吹者之一。他自创了一个流行词语"假性成瘾"[6]，阿片类药物的拥趸特别爱用。哈多克斯最早用这个词是在1989年与人合作署名的论文里，形容医生将患者的某些行为误读为无法遏制地搜求成瘾药，比如患者重复求医开处方即被视为成瘾信号。而哈多克斯则称，这种行为也许只是"假性成瘾"，事实上恰恰反映了未能获得充足治疗的疼痛患者的悲惨境况。哈多克斯与合著者写道：解决方案是给此类患者多开阿片类药物。

哈多克斯的论点要想找研究病例为凭据的话，别说数百例，甚至连一打都没有。事实上，他的理论依据仅仅是他对单独某一位特定患者的行为分析。但阿片类药物鼓吹者、普渡等制药公司本来就认为对麻醉剂的无端恐惧会让患者毫无必要地受罪，所以他们一拍即合，将所谓的"假性成瘾"奉为正当概念。

哈多克斯因为这个词甚至在普渡找到了工作。他一直想入行制药业却找不到职位，直到 1999 年他的某次讲座后，普渡某高管联系了他。他很快成了普渡在奥施康定滥用问题上的核心公开发言人。这一职位让他高调走上前台，不但传播了他激进的疼痛治疗观点，也展露了他的好斗性格。

2000 年初，缅因州的联邦检察官杰伊·麦克洛斯基（Jay McCloskey）发出通告，提醒各地医生警惕奥施康定成瘾问题正在蔓延，随后不久，弗吉尼亚州西南部一家小报就接到了哈多克斯的电话。[7] 当时这家《里奇兰兹新闻》（*Richlands News Press*）开始推出系列报道，追踪弗吉尼亚州塔兹韦尔郡的奥施康定滥用危机，塔兹韦尔郡就在彭宁顿加普东北方一百六十公里处，靠近西弗吉尼亚州界。哈多克斯电话联系了这组系列报道的作者特蕾莎·M.克莱蒙斯（Theresa M. Clemons），说想帮她正确看待奥施康定问题。

在接下来的一篇报道中，克莱蒙斯引述了哈多克斯的话，他说，虽然误用、滥用奥施康定等药的问题确实存在，但相比疼痛症状无法得到适当治疗，这些问题微不足道。他还强调说，奥施康定等强效止痛药的成瘾风险其实很小。他说："只要按医嘱服药，阿片类药物的成瘾风险只有 0.5%。"

对普渡来说，奥施康定滥用的曝光时机很尴尬。到 2000 年时，奥施康定风头正劲，年销售额高达 10 亿美元，看似前途无量。一度沉寂的普渡因为这款止痛药，一跃成了新兴制药巨头，收入剧增，其中奥施康定的收益额占 80%。但同是到 2000 年，普渡也获悉联邦缉毒探员正在调查弗吉尼亚等地

数名医生 [8] 涉嫌非法处方奥施康定等麻醉剂的案件。其他医生读报看到药物滥用的报道日渐增多，也不再积极开处方。奥施康定也有了个新绰号："乡巴佬海洛因"。

为了应对负面新闻，普渡高管与苏珊·伯特兰联手创办 [9] 了阿巴拉契亚疼痛基金会。早在该基金会创办前，伯特兰就拿着普渡的出场费到处演讲，向医生和药剂师讲解疼痛管理，其中包括 2000 年初，她在某药剂学院做了一场讲座。讲座结束后，伯特兰与出席讲座的几位普渡销售代表攀谈起来，她说很担心日渐增多的奥施康定滥用案例，如此局势也会让患者拿不到这种药。她提出成立组织，宣传使用奥施康定及其他强效麻醉剂，帮助医生更深入了解如何用药。普渡销售代表拍手赞成她的计划，并说公司将承担该组织的一切费用，包括租用会议厅等事项所需的花费。

2000 年 9 月，包括戴维·哈多克斯在内的几位普渡高管在西弗吉尼亚州查尔斯顿参加了阿巴拉契亚疼痛基金会启动会议，不过对当地医生宣布时，这次会议却算是疼痛治疗研讨会。会议开始前，哈多克斯几人简短会见了塔兹韦尔郡的一小队官员，《里奇兰兹新闻》的特写提到的正是那个地区。当地检察官丹尼斯·李（Dennis Lee）绘声绘色地讲述了误用奥施康定导致成瘾和犯罪的灾难性后果。哈多克斯与同事表示同情，但他们对李说，塔兹韦尔郡等地的案件只是各自孤立的意外事件，反映出这些地区萎靡的经济形势，而且当地人在农耕、采矿、伐木等工作中受伤，长期以来也都在用麻醉止痛药。讨论结束时，李感到哈多克斯及其同事根本没明白眼前这场危机有多严重。

大约一个月后，阿巴拉契亚疼痛基金会在弗吉尼亚州里奇兰兹召开会议，那儿距离彭宁顿加普只有两小时车程，哈多克斯仍然是这次活动的主讲人。阿特·范·泽认为这是见到他的好机会，于是开车带着贝丝·戴维斯和伊丽莎白·瓦因斯过去了。演讲中，哈多克斯强调医生开处方给奥施康定这类药时必须有所防范，包括监控病人用药以及保存精准病历等。范·泽听着听着就觉察到，这位普渡高管虽然做出了明智的提醒，但他来弗吉尼亚西南部却是为了宣扬扩大使用奥施康定，尽管眼下奥施康定滥用已经失控。检察官丹尼斯·李也在会场，他在小组讨论中与范·泽就各自社区正在遭受的危害做了发言。

李说："我们从没见过这种的情况——根本没有可资比照的。"

范·泽找到哈多克斯，自我介绍就是给他写信的那个医生。他表扬了普渡希望减少药物误用的态度，但他也告诉哈克多斯，普渡仍在运用发赠《摇摆活生生》CD之类的宣传花招，这让他忧心忡忡。

哈多克斯反问："这与其他任何一家制药公司的做法有什么区别？"

范·泽答道："区别在于，人们不会为了降压药从家人或邻居那里偷东西。"

哈多克斯说接下来还得开车跑远路，就此结束了对话。第二天上午他要赶到另一个奥施康定大肆滥用的地区，肯塔基州东部，为阿巴拉契亚疼痛基金会的集会演讲。他建议范·泽去找别人投诉。

哈多克斯说："那些事与我无关，那是市场部的问题。"

奥施康定出现时，萨克勒家族的营销天才亚瑟·萨克勒辞世已久。但是普渡的定位、推广奥施康定的策略，却与他野心勃勃的风格别无二致。从一开始，公司高管就打算把奥施康定打造成有史以来第一个大规模营销的强效麻醉剂，设定的主治症状也很宽泛，下背疼痛、关节炎、术后疼痛、纤维肌痛、牙痛，以及骨折、运动损伤和精神创伤等引起的疼痛均在其列。简而言之，普渡的计划就是将长效阿片类药物从癌症的小圈子推向整个主流市场，说服成千上万的家庭医生、全科医生、牙医以及任何拥有处方权的人相信，奥施康定十分安全，不会导致患者滥用药物或者成瘾。为达到这一目的，普渡还必须说谎。

这场战役还有一位不知情的共犯——FDA。1995 年底 FDA 批准奥施康定上市时，官方允许普渡做过一个声明，这一特批是空前绝后的。FDA 当时允许普渡暗示，作为缓释药剂，奥施康定的成瘾风险低于传统止痛药。这一搪塞说辞放在普渡手里，就成了营销神器，成了对奥施康定安全性的声明。

允许药物上市之前，FDA 会审查其安全性及与药效相关的数据，有时一查就是数年。而普渡在审查期间促使 FDA 授权公司为奥施康定做出各种声明。比如 1993 年的一份呈文中就详细论证了为什么普渡认为相比标准止痛药，缓释药剂更不容易出现滥用现象。普渡提出：

> 羟考酮缓释配方的滥用风险低于复方羟考酮之类的
> 药物有众多理由。首先，大多数非法嗑药者都喜欢见效
> 快的药物。缓释配方药效持久，不会立刻产生欣快感。
> 再说，羟考酮缓释片剂在溶液中较难溶解，所以对所谓
> "街头"瘾君子并无吸引力，因为他们偏爱注射药液。其
> 次，羟考酮缓释配方的目标用户，并不包括接受可待因
> （成瘾风险小于羟考酮的一种止痛药）治疗的适用患者，
> 不会重蹈覆辙（如含羟考酮的复方羟考酮的某些制造商
> 所为）。如前文所说，本公司的羟考酮缓释配方将有助于
> 治疗急性、慢性的中度或中高程度疼痛。

这番话落在纸面上都很有道理，但普渡却从未进行过任
何研究来检验这些推论，比如说，相比传统麻醉剂，嗑药者
会不会更喜欢奥施康定。即便如此，FDA还是接受了普渡的
说辞，虽然他们所依据的研究，在奥施康定流入街头后就能
看出，只是一纸无用的废话。

有一篇报告在1993年发表于受人推崇的《内科医学杂志》
（*Journal of Internal Medicine*）。作者是研究人员丹尼尔·布鲁
克夫博士（Dr. Daniel Brookoff）。他走访了130名有滥用处方
麻醉剂病史的医院病人，约有85%的患者告诉布鲁克夫，曾
试过滥用缓释止痛药，而且其中绝大多数人都说，从嗑药者
的角度看，美施康定等缓释麻醉剂可以说"基本没用"。布鲁

克夫还说，据他们推测，这种止痛药在街头应该卖不上价钱。布鲁克夫在文末下结论说："采访结果表明，缓释麻醉配方的成瘾风险低于其他药品。如果想要避免处方麻醉药被滥用或转手的危险，相比兴奋感强烈、起效快的阿片类药物，缓释制剂可能是个合适的选项。"

FDA 要求普渡向医生和患者介绍奥施康定的信息中必须附带警告，就像美施康定当初一样。除其他条款外，还明文警告说，粉碎、咀嚼、碾压药片，会释放出"可能有毒"的麻醉药量，用药过量的风险对所谓"阿片新手"也就是以往未接触过麻醉药的患者尤其巨大。药品标签上也注明了，含有羟考酮的止痛药是"嗑药者和瘾君子的常见目标"。

然而 FDA 允许普渡就奥施康定发布的那条声明盖过了所有这些警告，而且很快在普渡的大型营销活动中起了关键作用。该声明写道："奥施康定药片的延时吸收机制，据信弱化了药物成瘾倾向。"在奥施康定获得批准前，监管官员争论过，要不要允许普渡做这条声明。负责审批奥施康定的 FDA 审查员柯蒂斯·赖特四世（Curtis Wright IV）持赞同立场，他辩称，如果担心麻醉药会让患者产生欣快感，那么就该选用在患者血液系统里"起效更缓慢……给药频率也较低"的药物。

1995 年 11 月，也就是奥施康定获批前一个月，FDA 的另一名官员黛安娜·施尼茨勒（Diane Schnitzler）提出异议，反对在药品标签里加入普渡的声明。她写信给赖特说："听起来完全是胡说八道。[10] 他们的声明包含了什么事实，又有什么合法理由加入标签？"

赖特回复道："黛安娜，事实上这份声明完全属实。[11] 判断成瘾倾向的一个重要因素是药物'到位'的速度，它标定了'嗨'的效果……奥施康定炮制好之后无法注射，而口服药片可能还不如复方羟考酮受欢迎（原文如此）。"

一个月后，奥施康定过审，暗示它成瘾风险低的声明也写进了标签，普渡内部举办了庆典。在一份内部报告中，普渡高管吹捧由 FDA 批准的声明是"宣传利器，无价之宝，[12] 稍加利用就能成为营销（奥施康定）的绝佳工具"。1998 年，柯蒂斯·赖特加入普渡当了执行医疗总监，第一年包括工资、奖金以及福利待遇在内的薪酬大礼包价值高达 379 000 美元。

奥施康定开始销售后，普渡的营销部门提出了一套办法，来强调阿片类药物的鼓吹者所传播的讯息：麻醉剂的安全性正在提高，它的污名已经过时，可是数以百万计的美国人仍因旧观念在无端遭受疼痛。在一份营销文件中，[13] 普渡某高层提议调研未经治疗的疼痛病例，可将调研结果交给新闻机构。他写道：

> 为配合奥施康定上市努力投放"媒体鱼饵"，提议请盖洛普民意测验之类公司进行消费者调查。调查焦点应是恶性及非恶性慢性疼痛的普遍存在及问题。公开发布调查结果应定于 FDA 最近批准羟考酮缓释新药奥施康定之际。这是一个经典的"问题－方案"策略，专为奥施康定之类产品上市创造需求。

不知这个调查有没有做成，但后来普渡资助的另一次调查显示，慢性疼痛问题其实规模惊人。这次调查的核心"发现"是：有 44 000 000 户美国家庭，换言之有将近一半的美国家庭中，每户至少有一名成员正在遭受慢性疼痛。

一份宣传稿疾呼："这些痛苦为什么还在继续？原因之一就是吗啡、可待因之类阿片类药物（麻醉剂）没用够。"

奥施康定上市的头一两年，营销其实相对低调。这两年间，普渡开始打造属于自己的庞大药代网，向医生和医院推销奥施康定；当时有家规模大得多的制药公司，雅培制药有限公司（Abbott Laboratories），1996 年普渡与雅培达成协议，请后者帮忙推广这款新药。

普渡想要彻底改变医生治疗背痛、关节炎和外伤等常见病痛的方法，说服医生改用奥施康定，放弃其他麻醉止痛药，甚至放弃不含麻醉剂的止痛药。但普渡首先需要让医生信服的是，他们治疗疼痛的方式不当，而奥施康定就是解决方案，因为它更方便、更安全，而且相较于传统止痛药，成瘾风险也更低。

为开展促销活动，普渡邀请医生们免费参加会议，开会地点都选在亚利桑那州、加利弗尼亚州、佛罗里达州的度假胜地。聚会主题是美国疼痛治疗"缺失"及其解决方案：更积极地开处方给奥施康定等长效麻醉剂。长期累计下来，这种公费旅游有两三千名医生参加过。普渡还利用这些场合招募了数百名医生充实自己的"宣讲部"——其实就是一整本花名册上的医生都在拿着制药公司的钱向医学界发表宣讲。

资助"进修"游宴，请医生免费或拿佣金向同行推销药物，所有制药商都会这么做，并非普渡的独创。这些行为证明了两件事，一是亚瑟·萨克勒确实促成了制药商与医生之间的利益纠缠；二是某些医生认为拿制药公司的钱并非以权纳贿，而这却是自欺欺人。

普渡的一些有偿宣讲人每场能拿 500 美元酬劳，比如阿巴拉契亚疼痛基金会的苏珊·伯特兰。更知名的疼痛专家出场费高达 3 000 美元。普渡的宣讲人到处登台，出场地点包括医院员工会议、当地医学会活动、医护人员的继续进修项目课堂等。普渡自己估计，奥施康定上市后数年内，公司大概资助过数千场这样的演讲。普渡当初发售美施康定时也资助过类似活动，不过当时的听众都是癌症、疼痛领域的专家。但介绍奥施康定的演讲却有不同的观众群，这些医生既没学过治疗疼痛，想要识别患者的成瘾倾向也经验不足。

普渡坚称这些演示活动的唯一目的是让医学界深刻了解疼痛治疗的不足，而不是推销奥施康定。但缓解疼痛的药物只有屈指可数的几种可供比较，而且普渡管理层也很清楚，他们的演讲永远是在推销奥施康定。普渡在 1998 年的预算中专门立项"说服医疗从业人员（医生、护士、药剂师和管理式医疗专业人员）加强癌痛和非癌痛治疗。着重强调阿片类药物的积极应用，尤其是奥施康定"。

医生的传统做法，是先用药性温和的止痛药，一旦无效才考虑使用奥施康定之类长效止痛药。但普渡希望说服医生一上来就直接用奥施康定，不必先试温和的止痛药，比如像扑热息痛和泰勒宁这些"复方药物"是以非处方止痛药混合而成的麻醉剂；也不必先用曲马多（Ultram）这种不含麻醉剂的止痛药。这份 1998 年的预算中还指示说："要说服医生开处方，说服护士和合适的药剂师推荐奥施康定，无论患者是'阿片新手'还是'阿片老手'，只需中、重度疼痛持续数日即可。弃用阿片复方药和曲马多，通过适量使用奥施康定（及调整其剂量），消除或推迟使用其他长效阿片类药物的必要性。"

奥施康定营销是普渡有史以来野心最盛的行动。到 1998 年，普渡的销售员工多达 625 人，相比此前差不多翻倍，其中 70% 都被派去销售奥施康定。新入职的销售代表都要在公司接受三周培训，其中四天的专项内容是讲美施康定和奥施康定。培训地点在普渡总部，讲座内容包括疼痛治疗史、治疗原理，以及公司决心以改善疼痛治疗为己任。销售代表还需要从提倡阿片类药物的角度学习疼痛药物的机制。培训期间，他们还要就所学内容接受考试，其中一题问及医生给患者开麻醉剂有多大风险会导致成瘾，即所谓"医源性成瘾"，这道题的标准答案一成不变——"低于 1%"[14]。

培训结束后，每名销售代表都会被分配去某个指定地区工作，头上各自都有地区经理监管。普渡给销售代表配备了时下最先进的药品营销工具。和其他制药商一样，普渡也联手了追踪处方药数据的艾美仕健康公司，这家公司一度是萨克勒家族秘密投资的企业。根据艾美仕的数据，普渡销售代表不仅可以了解具体某位医生的奥施康定处方量，还能了解其他竞品麻醉药的处方量，从而精准地调整推销手段。普渡内网会专门更新最近的艾美仕数据。普渡的营销管理人会将数据编入报表，加上标题"经销点数据压缩包""核心覆盖报表""组合机会报表"，发在同一网页上。组合机会报表中的"机会"特指可作为推销重点标靶的医生，这些人本来就在大量处方扑热息痛、维柯丁之类的复合止痛药。普渡在营销行话中根据医生的开药量对他们做了分级。10分代表最高开药量，得分在8到10分之间的医生是最佳营销目标。

普渡的销售代表在推销时，会刻意介绍奥施康定的持久药效和纯度是比传统止痛药更优越的长处。但推销员们一直面对着一个难题，那就是如何说服对麻醉剂心存疑虑的医生，让他们相信患者不会对奥施康定成瘾或滥用此药。奥施康定上市前对医生所做的调查显示，这款药物也许命中注定只能是款小众产品，只被用来治疗严重疼痛的患者。但 FDA 允许普渡声明奥施康定的成瘾风险也许低于传统止痛药，销售代表顿时拿到了有力武器。有份培训备忘录中讲到如何向医生推销奥施康定，题为"但愿我当初能聪明点……"[15]，其原文如下：

> 《绿野仙踪》中，多萝茜有自己的明确目标。她很清楚自己想要回到堪萨斯州的家。谁能帮她呢？只有一个人，巫师奥兹。按照孟奇金人的指点，正确的旅途是沿着黄砖路走。值得注意的是多萝茜画了她婶婶艾姆的画像。原来多萝茜知道，守城人也有个婶婶叫艾姆，这

才让她和伙伴们通过了城门。她的小狗托托扯下巫师的遮帘，终于引起了他的注意。然后多萝茜才明白，必须"求得"巫师注意。

备忘录继续说：

要了解听众的需求。在打推销电话之前，要先做好客户调查。在黑暗中打靶不会很成功。准备"发射"讯息时，要知道目标是什么，往哪里瞄准，"医生想给患者的是不会上瘾的止痛药"。

要有精心设计的台词，可以是个简单概念，或者一句话，开门见山，直击目标，"受FDA批准，在奥施康定的药品说明书中申明'药物成瘾特征表现为非医疗目的采购、囤积及滥用药物'，以及'据信奥施康定药片的延时吸收技术降低了药物成瘾风险'"。

这条备忘录的结句是："'彩虹那头'正有大桶黄金等待着你！"

普渡从不发愁招不到奥施康定的销售代表，因为它的奖励机制在整个制药业内最为丰厚。通常，药代拿到的奖金数额取决于其负责地区内医生处方该公司药物数量的年增幅。但普渡的提成系统并非如此，奖金的参考标准是奥施康定的处方折合成现金的增长额。有此经济激励，普渡的销售代表就会怂恿医生处方高剂型奥施康定，剂量越大，药费就越贵。

普渡的提成系统还有另一个可想而知的后果。收入最高的普渡销售代表所负责的地区，有医生运营非法"药片工厂"，奥施康定滥用猖獗，普渡内部称之为"热点地区"，其中一例是南卡罗来纳州度假小镇默特尔海滩。当地药店老板告诉普渡销售代表，常有可疑"患者"去当地某疼痛诊所买奥施康定。这家诊所开在商业街上，街头停车场每天从早到晚满满当当，车辆络绎不绝，许多挂着外地牌照。

　　默特尔海滩的一名药剂师[16]罗恩·梅森（Ron Mason）说，自己的药店第二次被抢后，他马上质询了当地的普渡销售代表。第一次抢劫发生在1999年，抢劫犯进药店用枪指着员工的头，指名要抢奥施康定。梅森认为，普渡销售代表肯定清楚当地疼痛诊所的状况，却为保证佣金到手而选择了沉默。

　　即使在DEA开始在默特尔海滩调查诊所期间，这片地区的奥施康定处方金额也在直线上升。2001年第一季度，该地区销售额上涨了100万美元，比全美其他任何地区的销售增额高出30万美元。有记者在采访中问及如此巨额的涨幅，普渡发言人表示，销量大幅度上涨是因为默特尔海滩住着很多老人，他们患有关节炎等诸多病症，都需要止痛药。

　　麻醉剂制造商历来不会用客户广告的形式直接向患者推销药物。但普渡有其他办法让患者了解奥施康定。比如名叫"止痛伙伴"（Partners Against Pain）[17]的公关项目就是其中一个途径。该项目的网站向患者推荐所在地区的疼痛专家。普渡还在医生的候诊室里放置宣传册和录像带，鼓励患者与医生讨论疼痛问题。

有些公司觉得，出具合法声明宣传自己的药物比竞品更不易成瘾已经很好了。可普渡认为还远远不够。普渡的药代大军向全美各地的医生推销时，都会说奥施康定的成瘾风险低于传统止痛药，甚至说根本不会成瘾。

　　印第安纳州某销售代表对医生说，奥施康定比扑热息痛之类传统止痛药更安全；南卡罗来纳州有个销售代表告诉医生，奥施康定不会导致成瘾；而在彭宁顿加普，普渡的销售代表走进一家药店，对药剂师格雷格·斯图尔特（Greg Stewart）保证，"嗑药的根本不会对它感兴趣"。

第五章

毕业生之夜

及至 2000 年秋，彭宁顿加普狭小的镇中心已经挤满了奥施贩子。每个街角都有他们的身影，竖起两根手指或四根手指，表明自己卖的奥施是 20 毫克还是 40 毫克一剂。林赛·迈尔斯已经成了这里的常客，身边还有新男友雷（Ray），比她大八岁，是当地的一个机修工。

他们每天大概要花三百美元买奥施，于是林赛的银行账户很快见了底，但她另外发掘出一个现金来源，父母卧室里的防弹保险箱。林赛知道钥匙藏在哪里，趁父母不在家，就拿钥匙打开了保险箱。搁板上放了两个罐子看起来像剃须膏。她拿起一只罐子拧开底部夹层，里面塞着一把皱巴巴的百元大钞。偷钱时她想："哦耶！感谢上帝。"很快她开始定期从保险箱里偷钱。然后有一天她去拿钥匙，发现它已经不在原处了。

林赛失去现金来源这天，正逢李郡高中毕业生之夜橄榄球赛举行，这项传统活动也是将军队在本赛季的最后一场主场比赛。中场休息时，大喇叭将会历数本年度即将毕业的所有球员和啦啦队员的名字。这些毕业生将由自豪的父母陪同，一起走过五十码线，来到欢呼的亲朋好友面前。

毕业生之夜本该是林赛光芒四射的一夜。她不仅是毕业生，还是啦啦队长。可那天球赛之前，其他啦啦队员都聚在高中礼堂的舞台上，开赛前动员会，跺脚，跳舞，扯着嗓子排练，林赛却觉得自己像感冒了一样浑身不舒服。她已经二十四小时没碰奥施了，难受得一整天都往卫生间跑。她知道吸不到奥施，状态就好不了。

赛前动员会后她见到了雷。他也没钱了，但他保证会打电话给哥哥，求他立刻电汇一百美元。他跟林赛说，一拿到钱他就去买两片 40 毫克的奥施，分她一片。

几小时后的比赛上，林赛一边忍着恶心，一边给将军队当啦啦队助威。中场哨声吹响时，她目光扫过体育场，希望能看到雷的身影，却只看到自己的父母站在边线处。这是他们的狂欢夜，他们显得轻松愉快，正在和其他家长聊天。

然后重要环节开始。林赛听到体育馆的大喇叭里轰响着她的名字。播音员宣布："毕业生林赛·迈尔斯是啦啦队女子校队队长，简和约翰尼·迈尔斯夫妇的女儿，十七岁。"简和约翰尼陪着痛苦不堪的林赛走过了球场。走到球场另一边，父母吻了林赛的额头，非常为她骄傲，而林赛只好假装开心。父母刚走开，林赛就急不可耐地在看台上寻找雷，终于看见他正从体育馆的阶梯上向球场挤过来。他并没有与她对视，而是继续走向看台下的通道。林赛等了几分钟才从其他啦啦队员身边溜走去找他。雷正在通道里等她，此时已经嗑嗨了。他递给她一个透明玻璃纸小袋，里面装着 40 毫克奥施。她溜进旁边的卫生间，用润唇膏管砸碎药片，吸进药粉擦了擦鼻子，然后跑回了操场。

在李郡全境，奥施康定危机愈加恶化。由于瘾君子父母疏于照顾而被寄养的儿童人数增加了一倍。本地一家美沙酮诊所在开业前预计，应诊首年每天需接待的阿片类药物成瘾患者的人数在 15 名上下，然而开业六个月后，诊所每天接待250 名患者，其中绝大多数都是奥施康定成瘾。

缅因州的联邦检察官杰伊·麦克洛斯基发布的警告在普渡内部敲响了警钟。普渡首席公关策略师罗宾·霍根（Robin Hogen）给公司一名营销高管写了张潦草的便条，说普渡急需"采取遏制措施！"[1] 受麦克洛斯基所迫，普渡同意停办一直为医生举行的周末"教育休养会"，并开始分发无法用复印机翻印或轻易仿造的处方笺。

这些措施看似都是大手笔，可阿特·范·泽却认为徒劳无益。他确信，由于普渡急剧扩大市场，已经引爆奥施康定滥用危机，如果真想挽回局面，普渡必须从根本上改变奥施康定的营销策略。

2000 年 11 月，范·泽联系了普渡的戴维·哈多克斯。距他们上次在里奇兰见面已经过去了一个月，哈多克斯正计划再去那一带演讲。他答应与范·泽和当地戒毒顾问拉里·拉文德（Larry Lavender）在彭宁顿加普附近的假日酒店共进晚餐。见面前几周，范·泽详细研究了麻醉剂。

奥施康定绝非第一种被滥用的麻醉剂。事实上，麻醉剂的历史整个就是不断寻找能止痛又不会成瘾的"灵丹妙药"，却又不断失败的故事。吗啡最初被认为不如鸦片容易上瘾，而1898年人们刚开始推销海洛因时，又说它更不易成瘾，可以取代吗啡。当时甚至有医生提倡用海洛因来治疗吗啡成瘾。可海洛因本身的诱惑力很快暴露无遗，并于1924年被禁止生产。没过几年，又一款止痛新药地劳迪德出炉，含有名为氢化吗啡酮（Hydromorphone）的麻醉成分。地劳迪德被誉为无成瘾风险的吗啡代替品，但其滥用很快遍地开花，甚至得了个诨名"药店海洛因"。

20世纪60年代末，有一家制药商斯特林制药厂宣布合成了新药物戊唑星（Pentazocine），以"镇痛新"（Talwin）的药名出售，而且说此药的止痛效果堪比吗啡，但不会让人上瘾。该药经过了大规模测试，有数千人试用过，其中包括严格管控之下的肯塔基州列克星敦联邦监狱里的一批囚犯。然而，药瘾者很快就想出办法，用这款药物也能嗨到像用了海洛因一样。找到破解之术的功劳没人认领，但攻破镇痛新的防线确实得靠天才。用一种常见的抗组胺药和镇痛新药片一起溶在水里，就能生成一剂可注射的猛药，足以替代海洛因，瘾君子们称其为"镇痛布鲁斯"。

不出几年时间，镇痛新的滥用已经十分严重，斯特林制药厂只得修改药物配方，加入新成分"纳洛酮"（Naloxone），合成的新药商品名叫"纳洛唑星"（Talwin NX）。许多麻醉止痛药都是罂粟衍生物，纳洛酮也不例外，但其药效却与海洛因、羟考酮等药物相反。纳洛酮不会刺激大脑中的"受体"亦即神经递质从而产生兴奋，却能阻断化学传递，逆转麻醉药效。数十年后，警员为了救活嗑药者都会有备无患，随身携带含有纳洛酮的喷鼻剂或皮下注射器。在镇痛新中加入纳洛酮并不会影响止痛效果，因为镇痛新应该口服，而胃液会中和纳洛酮。但如果瘾君子想注射纳洛唑星，纳洛酮就会让他嗨不起来。1980 年代初纳洛唑星问世后，该药的滥用便断崖式减少了。

哈多克斯约见那天晚上迟到了，终于赶到假日酒店后，他向两人道歉并解释说，自己去北卡罗来纳州某镇参加社区会议讨论奥施康定滥用，散会才赶过来。餐桌上，哈多克斯表现出对嗑药和成瘾了如指掌，令范·泽和拉文德深深折服。拉文德告诉哈多克斯，自己的患者中有个静脉注射奥施康定的 13 岁女孩，哈多克斯对她的遭遇表示同情。喝咖啡时，范·泽提出，他最担忧的是普渡让奥施康定太容易弄到了。接着他从衣袋里拿出一张纸递给哈多克斯，列明了他希望普渡能采取的措施。[2] 上面写着：

1. 向所有医生和中层从医人员发送红字警告信，呼吁他们注意国内某些地区已经出现大规模的奥施康定滥用情况（静脉注射或吸食），患者出现阿片类药物依赖，并告知他们通常伴随阿片类药物成瘾会出现哪些医学、人身及社会后果。

2. 向疼痛管理领域的所有医生、专家发送更详尽的警告通知。

3. 停止营销宣传用奥施康定治疗慢性非癌性疼痛，

中止所有鼓吹用奥施康定治疗慢性非癌性疼痛的广告。

4. 更新普渡制药公司官方网站，申明国内部分地区已经广泛出现奥施康定滥用案例，并进行详细描述。

5. 停止资助全国各地大力提倡使用阿片类药物治疗慢性非癌性疼痛的疼痛管理研讨会。

6. 针对已知的广泛出现滥用案例的地区，仔细审核普渡方面的奥施康定销售数据，尤其是在弗吉尼亚州西南部、俄亥俄州辛辛那提、宾夕法尼亚州阿尔图纳地区、缅因州。

在上述特定地区，医生处方奥施康定是否有显著增量的模式（可用每十万人口地区平均药量克数来衡量）？出现严重滥用状况的地区，是否同时也有处方更频繁的现象？等等。

普渡制药公司是否也挑选了这些地区刻意加强向医生推销奥施康定？

是否还能找到其他因素解释奥施康定滥用呈现如此明显的地域性差异？

8.（此处数字为范·泽笔误）迭代奥施康定，加入纳洛酮制造纳洛奥施，理论上可以大幅度减少奥施康定的滥用。

医学博士，阿特·范·泽

哈多克斯粗粗翻阅过，向范·泽和拉文德保证一定向公司递交这些建议，三人就此告别。哈多克斯对问题的关注让范·泽深受鼓舞，于是范·泽回家后又给他写了一封信，感激他拨冗相见，并再次建议普渡考虑资助弗吉尼亚西南部学校的戒瘾教育项目。然后他又写了第二封信，收信人是普渡另一位与他通过信的高管，丹尼尔·斯派克博士（Dr. Daniel Spyker），信中说：

前日戴维·哈多克斯能来会面，拉里和我十分感谢。我很感激戴维在我们共同关注的问题上投入的时间和精力。戴维请我提些实际建议，我于2000年11月20日向他提供了一份书面清单。其中某些建议也许显得苛刻且不太现实。但要知道，全国各地正在出现奥施康定滥用问题，广泛性和严重程度出乎所有人意料。我担心这些地区，就和当年HIV（艾滋病病毒）暴发时的前哨城市旧金山和纽约一样，只是巨大灾难中首当其冲的暴发点。我想也许现在没人完全清楚目前状况的成因。因此，增进认识并找到对策之前，我郑重建议采取这些措施，停止提倡用奥施康定治疗慢性非癌性疼痛。我认为，在更明了实际状况前，上述措施对公共健康、对普渡都是最佳选择。

普渡对范·泽的建议完全没兴趣。不过范·泽向哈多克斯提交建议之后不久，从耶鲁大学就来了两位戒毒专家，戴维·菲林博士（Dr. David Fiellin）和理查德·肖顿福尔德博士

（Dr. Richard Schottenfeld），他们造访了弗吉尼亚州小镇圣保罗[3]的社区活动中心，那里离彭宁顿加普东边只有八十公里远。活动中心聚集了将近一百五十人，很快挤满了大厅，两边摆着自助晚餐，有鸡肉、饼干和沙拉。很多来客都是医生，他们都和文斯·斯特拉维诺一样，为偿还读医学院时欠的政府贷款，加入了联邦公共卫生服务计划，来到阿巴拉契亚地区行医。

阿特·范·泽筹办这次会议的原因有二。他希望能教育李郡及周边地区没见过鸦片成瘾案例的医生。海洛因从来不是阿巴拉契亚的主要毒品。彭宁顿加普这种小地方远离大城市和州际高速公路，那里才是海洛因交易的温床和主通道。如今本地的所有医生都在处理奥施康定成瘾患者的问题，这种药既合法，又像海洛因一样容易成瘾。他认为阿巴拉契亚疼痛基金会之类组织传播的错误信息对这里的医疗人员危害尤深，希望通过传递正确信息来一正视听。

菲林和肖顿福尔德向众人讲解了成瘾过程以及不同的矫治方法。他们说，专家们目前并不清楚，为什么同样的药物，有人成瘾，有人则不会，基因因素、神经生物学因素和社会因素可能都有影响。他们指出，药物成瘾和药物依赖是两个不同概念，药物依赖指的是患者在医生监控下服用阿片类药物，并从生理上而非心理上对药物产生了依赖。阿片类药物鼓吹者一直坚称，患者因停用阿片类药物出现戒断反应就被视为成瘾是错误的诊断。但也有戒毒专家认为，这两个概念之间界限模糊。戒断麻醉剂让患者产生的剧烈生理反应和心理压力本身也可能属于成瘾诱因。换句话说，如果患者惧怕经受戒断反应，就可能会想方设法持续使用止痛药。菲林还补充说，虽然他认为奥施康定是一种极有用的药，但李郡并不适合使用这种药物，因为一旦出现误用的灾祸，这里的医疗条件不足以应对。会议将近尾声时，有一名听众质问范·泽和两位耶鲁专家，他们是不是认为停止使用奥施康定，阿片类药物的滥用情况就会消失。后来有人告诉范·泽，那人是普渡的销售代表。

2000 年 12 月初，圣保罗会议刚过一周，范·泽又坐在地下室里开始写信，[4] 这次的收件人是 FDA。与戴维·哈多克斯的会面让他一开始十分鼓舞，可他逐渐意识到，不管哈多克斯或普渡的其他经理人说了什么，普渡的作为，更确切地说，是普渡的不作为所传达的态度才最真实。几天前，他打电话给马里兰州罗克维尔的 FDA 总部，向 FDA 负责管制药物的一名官员报告，奥施康定的滥用问题在弗吉尼亚州西南部已经何等严重。这封信作为那通电话的跟进，详细描述了李郡暴发的奥施康定滥用问题，并敦促联邦官员尽快采取行动。他还将此信抄送另一联邦机构，国家药物滥用研究所（National Institute on Drug Abuse）：

> 医学文献对眼下的问题从未有过记载。疼痛管理界专家在提倡使用阿片类药物治疗慢性非癌性疼痛，普渡制药公司同时也在积极推销用阿片类药物治疗慢性非癌性疼痛。我所在地区的现实已经证明，如此随意地使用阿片类药物，会带来医学灾难和社会灾难，而我担心，

这就是未来几年内全国即将面临的状况的缩影。

我请求贵组织尽可能深入调查此事。我所在地区因这一问题所面临的巨大后果罄竹难书。

我与普渡制药的高级医学主管斯派克博士谈过此事，他们明确知晓这些问题。我给出了应对建议，其中包括向全美所有医生发送警告或紧急通报，让他们知悉至少在国内部分地区已经出现奥施康定滥用问题，患者吸食或注射该药，因而产生了阿片类药物依赖症状。所有拥有处方权的医生都需要意识到这种潜在风险。

不久，阿特·范·泽在李郡医院值班时遇到了文斯·斯特拉维诺。他对文斯说，当初文斯是对的。解决奥施康定危机的唯一办法，就是要由政府召回这种药物。他做出这个决定并不容易，但普渡让他别无选择。他认为普渡丝毫不想采取必要步骤限制药品销售，也不想提醒全国医生注意日益泛滥的止痛药滥用。范·泽得出结论，普渡永远不会对其止痛药正在引发的问题负责，以后也会一如既往地全力推销。

他并不想向普渡宣战，但现在已经别无选择。他和李郡的人民必须表明立场，说服 FDA 必须采取行动。

第六章

热点地区

2001 年 3 月，在弗吉尼亚州总检察官马克·厄尔利（Mark Earley）的坚持要求下，普渡高管来到了里士满。这时普渡的总裁已经是雷蒙德·萨克勒的儿子理查德·萨克勒（Richard Sackler）。厄尔利给理查德去信说自己担心得要死，因为"奥施康定非法销售泛滥成灾，在弗吉尼亚州西南部导致成瘾蔓延，并使得犯罪率急剧上升"。

率领普渡高管小组的不是理查德·萨克勒，而是公司的首席律师霍华德·尤德尔（Howard Udell）。尤德尔向厄尔利递交了一份计划，与普渡此前刚刚在缅因州公布的计划相差无几。不过这份计划增加了一些条款，包括立项向青少年警示处方药的危险性，以及捐赠十万美元研究经费，在弗吉尼亚州研发处方药监控系统。

不久前，范·泽公开宣布了一个计划，要在李郡高中举行集会，发起公民请愿，要求 FDA 召回奥施康定。听到风声的普渡在里士满的会议中明确表示，公司愿意有条件资助当地的戒瘾咨询项目。李郡警长加里·帕森斯也参加了这次会议，将此消息转告了范·泽。帕森斯告诉范·泽，普渡希望将范·泽完全排除在这些项目之外，因为担心范·泽会利用他们的资金去资助抵制奥施康定的运动。范·泽并不介意，他说："只要对郡里有帮助，需要把我撇开没问题。"

一周以后，李郡高中礼堂聚集了八百名心急如焚的成年人，这些人的孩子、手足、爱人或朋友正因奥施康定成瘾受苦受难。人群鱼贯而入，来听范·泽等人演讲。学校外面有个男人一身农民打扮，举着一块字迹潦草的标语牌，上面写着：告发毒贩。

简·迈尔斯坐在观众席中，身边坐着林赛和她的男友雷。这是两个月来林赛第一次回李郡高中。她和雷进了戒毒中心，最近的美沙酮诊所在田纳西州诺克斯维尔，她每天都驱车四个小时往返于诊所和彭宁顿加普。这家诊所开在诺克斯维尔的一个芜杂地区，诊所附近的街角总站着快克可卡因毒贩。

林赛在努力坚持美沙酮疗程，无法继续在李郡高中上课，但母亲给她请了家教，每天下午在家帮她补习，好让她能有机会和同班同学一起在春天正常毕业。林赛忍不住想，用美沙酮戒瘾，不过就是由一种药换到了另一种药。

回想毕业生之夜那一天，林赛·迈尔斯曾在啦啦队的舞台上无助挣扎；而此时此刻，范·泽和贝丝·戴维斯就站在同一个舞台上。贝丝修女为会议开场，[1]接下来由几位教会领袖发言，然后是范·泽。他说，自己也一度相信奥施康定的益处极大，风险瑕不掩瑜，但现在看清奥施康定的危险过于巨大。他说："奥施康定滥用给无数家庭和社群带来的痛苦磨难，已经在极大程度上盖过了它的益处。"

彭宁顿加普的周报《鲍威尔谷新闻》（*Powell Valley News*）几乎用整个头版来报道这次集会。这份报纸同时还发表了普渡对召回药物的明确态度。普渡给主编去信，拒绝召回奥施康定，也不同意限制该药使用。普渡表示："任何限制获取奥施康定的企图，都是在伤害万千患者，阻碍他们靠此药控制疼痛、重回生活正轨。"

普渡这种市值数十亿的制药巨厂居然花心思回应阿特·范·泽这等小镇医生，听起来有些不可思议。以戴维·哈多克斯为代表的普渡管理层在成瘾泛滥的各处小社区之间奔波辗转，出差次数多达两千，坚称该止痛药的滥用仅限于少数几个"热点地区"。可是及至 2001 年初，普渡高管开始看到奥施康定遭到强烈抵制。2 月份，肯塔基东部地区组织了代号"奥施节"（OxyFest）的大型突袭，以非法持有、贩卖奥施康定的罪名逮捕了两百多人，于是奥施康定滥用也从地方消息变成了特大新闻。主流媒体纷纷报道，说奥施康定是走上了岔路的"灵丹妙药"，一款据说抗成瘾的高效止痛药，变成了毁灭性的街头毒品。

奥施节过去几周后，《纽约时报》（*New York Times*）发表了一篇超长的头版特稿，[2] 质疑普渡对奥施康定安全性的声明，并报道说，有些医生和药剂师确信，普渡对奥施康定的过度推销也助长了滥用问题。该文还引述道，据验尸官及各地其他权威机构估计，奥施康定牵涉到至少 120 起用药过量死亡案例。照 DEA 干探的说法，过去二十年来，从无任何一种处方药在上市后如此迅速地引发了如此大量的滥用问题。《时代》

（*Time*）、《新闻周刊》（*Newsweek*），甚至《人物》（*People*）等刊物纷纷刊登关于奥施康定滥用的重要报道。公关公司福莱国际（Fleishman-Hillard）受雇于普渡去追踪关于奥施康定的新闻报道，它报称"奥施康定报道继续遍布媒体"。福莱国际引述了许多报道，其中 2001 年全国广播公司（NBC）电视网的一则报道，是当时媒体调子的典型示例。公关公司在报告中说：

> 3 月 22 日，NBC《晚间新闻》播出了一段关于青少年人群滥用奥施康定的报道。尽管 NBC 的报道并无偏向，但在全国最大的媒体市场上，NBC 的一些地方分台将该报道前面另加了一段前导片，讲述某妇人说她丈夫奥施康定成瘾，想要烧掉自家的房子。这名妻子的原话说："就不该卖那玩意儿。它们害死人。"NBC《晚间新闻》全国报道称，有位医生表示不会给患者开奥施康定，并建议调整奥施康定配方以降低成瘾性。立法者正在谋求规范医生开处方的模式，上述言辞为他们提供了最锐利的武器，而且由于 NBC 的曝光，全国的人都听说了。

在奥施康定出名以前，大多数记者甚至都没听说过普渡制药公司，对萨克勒家族也知之甚少。即使有人知道萨克勒的大名，也不太会联想到制药业，而会想起萨克勒家族赞助的博物馆、画廊和医学院。萨克勒家族成员的照片偶尔会登上社会版，但总体来说这家人都深藏不露。与美国大多数制药公司不同，普渡是萨克勒家族的私营企业。因为它的股票没有公开上市交易，所以普渡的财务记录、商业交易不许外人查看；记者不做普渡的报道；制药业分析师不会评点普渡的运营状况；而普渡也没有上市公司董事会这种外人来指手画脚。

即使面对前所未有的危机，萨克勒家族与普渡关系最密切的三个人（莫蒂默、雷蒙德和雷蒙德的儿子理查德）对奥施康定滥用一事也从未公开发表意见。应对政府官员和新闻媒体这些事，萨克勒家族全权交由公司高管处理，比如戴维·哈多克斯、公司总裁迈克尔·弗里德曼（Michael Friedman）、首席律师霍华德·尤德尔。

2001年初，奥施康定滥用问题的公开报道震惊了FDA官员，他们联系了普渡总部。FDA有个官员说："我们明确向他们表示对传闻极为担忧，希望能在事态恶化前，寻求与普渡合作解决问题。"

奥施康定的命运和普渡的财路如今是命悬一线。2000年，理查德·萨克勒在销售代表大会上发言说，奥施康定惊人的销售增长本来会是公司未来的发展动力，但由于公司的声誉遭到抨击，政府管制方也在质疑普渡对本次危机的回应，公司的未来岌岌可危。

在普渡高管罗宾·霍根等人的催促下，公司的首席公关策略师制定了多项措施，想要扭转外界抨击普渡强推奥施康定的局面，并避免销售受到任何限制。

普渡延请了一小队危机管控专家和媒体顾问，增援自己的员工队伍。这其中有曾经代言过隆胸填充物制造商和含铅油漆厂商利益的麦金集团（McGinn Group），以及自诩为"危机管控及高风险沟通领军人物"的尼科尔斯－德曾霍尔（Nichols-Dezenhall）公司。普渡高管认为媒体对本公司商业实践的描述有失公正，这两家公关公司计划先平息眼前的奥施康定风波，再对媒体报道进行反击。反击的意图是强调合法使用奥施康定，将媒体的矛头从奥施康定滥用转移到泛泛而论的处方药滥用话题。用普渡管理层的话说，奥施康定只是一长串被滥用药物中最近的"当日热点"而已。作为论据，普渡发布了多张圆形统计图，想要显示维柯丁等含氢可酮的止痛药引起的用药过量上报案例，远超奥施康定之类含羟考酮的止痛药。这并非伪造数据，却极具误导性，因为含氢可酮止痛药的处方量本就三倍于含羟考酮止痛药。

普渡自辩的核心证据是一批满意患者的成堆证词。普渡高管在沟通顾问的精心培训下，对外坚称仅因嗑药者行为失当而妨碍合法患者获取药物是十分可悲的。普渡在各地雇了很多公司，2001 年初，其中一家在弗吉尼亚州的小型公关公司形容其任务就是帮普渡"让公众知道，媒体报道奥施康定的滥用，'沉默的受害者'却是疼痛患者"。开始出现一些文章重拾疼痛管理运动初期的指斥，说新一轮的"药物战争"威胁到了疼痛患者的利益。甚至有文章辩称，新闻媒体集中关注奥施康定的黑暗面，恰恰加剧了嗑药问题。电视评论家汤姆·希尔斯（Tom Shales）提出，关于奥施康定的密集报道激发了好奇的年轻人去尝试这种药。希尔斯写道：

（新闻描写）教你们如何嗨到。然后记者再做后续报道，说什么滥用变得越来越常见令人惊愕沮丧……没错，越来越多的孩子用这种药来嗨，正是因为他们在晚间新闻里听说了这种药，甚至看见了怎么用。

对奥施康定滥用的报道剧增正引发连锁效应，只不过并非普渡所声称的那种效应。有些医生开始减少或直接停止使用奥施康定。还有些患者虽然用药状况良好，也要求医生给自己停开这种止痛药。

戴维·哈多克斯等普渡高管开始频繁约见各家新闻编辑部，表达己方观点。[3] 他们说普渡正尽全力迅速减少奥施康定滥用，努力实施的力度据他们说在整个制药业都前所未有。公司自诩"承担的责任达到了企业界全新的高标准"[4]。

普渡内部的报告显示，普渡还投入大量资金发起游说活动，旨在说服布什政府的国会要人和官员相信，普渡"在主动努力监管奥施康定的安全使用，这是在不伤及医患关系的前提下，有效使用该药的唯一方法"。普渡最担心的是 DEA 可能会下调美国进口蒂巴因的额度上限。这种鸦片提取物是用来制造奥施康定等含羟考酮药物的原料。

后来罗宾·霍根在公司公关高管的会议上说："我们惨了，[5]我们要死了。我们就像个职业拳手，肚子挨一拳，腮帮子挨一拳，然后肚子又挨一拳，你就差不多晕了。创收八成的产品遭到这种报道，我们都被打到拳击台的围栏索上了。"

李郡高中集会一周后，范·泽接到了普渡员工的电话。来电员工问他，如果普渡几位顶级高管坐飞机去李郡，他愿不愿意见面。范·泽表示十分愿意。可当晚他把这通电话告诉苏·埃拉后，她却很不放心。普渡并没告诉范·泽为什么见他，她担心公司高管是打算见面讨论召回请愿一事，甚至可能威胁起诉他。

多年前，苏·埃拉代理本地一个环保组织时，某废物处理公司打算将纽约市的垃圾弃置在阿巴拉契亚，曾以一千万美元为标的起诉过她。该公司的起诉和垃圾处理计划都失败了。但苏·埃拉依然记得那家公司如何利用诉讼做武器，威吓极为弱小的对手。身为律师，苏·埃拉担心普渡也会用同样的计策对付自己的丈夫。她告诉范·泽，她不想让他单独去见普渡团队，李郡健康联盟的其他成员得知此事，也欣然答应同去。

3月末的一个午后，三车人从彭宁顿加普开车去了邻近的弗吉尼亚州达菲尔德镇，去到镇上的华美达酒店。陪范·泽和苏·埃拉一起去的有贝丝·戴维斯、伊丽莎白·瓦因斯、文斯·斯特拉维诺、戒瘾顾问拉里·拉文德、药剂师格雷格·斯图尔特，以及当地一位银行经理。刚进汽车旅馆大厅，就有一个女人走向了贝丝·戴维斯。

她说："戴维斯修女，你好。"

戴维斯没认出这个女人。她问："你怎么会认识我？"

那女人解释说她是普渡员工，也参加了李郡高中的那场集会。她告诉范·泽一行，普渡的公司专机从康涅狄格州起飞时被延误了，但她预计那批同事很快就能着陆。

普渡高管们一小时后才到。戴维·哈多克斯与范·泽和拉文德握手致意，接着介绍了自己的同事，包括普渡总裁迈克尔·弗里德曼、首席律师霍华德·尤德尔。尤德尔又矮又胖，垂着双下巴，不过六十多岁，但比实际年龄更显老。他投身法律的大部分履历都是为萨克勒家族服务，先是通过纽约市的一家律师事务所，后来直接受聘于普渡。尤德尔外表像个慈祥的老爷爷，骨子里却精明好斗，是引导普渡渡过奥施康定危机的核心人物。

弗里德曼身材高挑，一头卷曲红发，蓄着八字胡，总体负责普渡的营销策略。加入普渡前，他曾在某家工业螺栓制造厂和某家焊接及金属加工厂当过销售冠军。普渡总部流传着一个故事，说他是在一次坐飞机时认识了理查德·萨克勒，从此找到加入制药业的门路。萨克勒为弗里德曼的谈吐折服，就提供给他一个职位。一开始，弗里德曼负责为普渡申办药品许可，但他在普渡稳扎稳打，终于平步青云。20世纪90年代末，他成了普渡总裁，并在某次公司会议上宣布，普渡将在未来十年中飞速增长，一跃跻身美国制药公司前十。

在华美达酒店与范·泽等人握手时，弗里德曼显得十分和蔼。他说："我们明白你们遇到了可怕的问题，我们这次来，是想看看能帮上什么忙。"

会议开场，他详述了普渡已采取哪些措施减少奥施康定的误用。普渡开始在一些地区资助戒瘾咨询服务，考虑也在李郡资助类似项目。他还特意强调，即使李郡健康联盟坚持召回请愿，普渡也会继续提供资助。

范·泽等人觉得弗里德曼确实彬彬有礼、忧心忡忡。但他们没有动摇。他们告诉弗里德曼，如果普渡真心想帮忙，就应该立刻停止向非癌痛患者推销奥施康定，直到调整配方，加入纳洛酮。普渡最近刚宣布过正在研发降低止痛药成瘾性的方法。但戴维·哈多克斯回应说，直接让药物下架却不提供替代药品，会殃及需要止痛药的患者。

讨论就这样开始说转圈话，直到斯特拉维诺失去耐心，直截了当地告诉普渡高管，他和范·泽在这场奥施康定论战中并无利害牵扯。李郡没人会因为奥施康定而在经济利益或业务方面有何得失，他们只想阻止这场公共健康灾难继续蔓延。斯特拉维诺警告说，阿巴拉契亚地区的各个急诊室正在冒出吸毒过量的伤亡病例，现在多是穷人家的孩子，很快就会有郊区富户的子女加入队列，而富孩子的父母起诉普渡会毫不犹豫，公司就要陷入成年累月的诉讼纠缠，名声败坏，空耗资金。

斯特拉维诺说："妖灵已经逃出魔法瓶，这一切还只是开始。你们逃到天涯海角也躲不掉。"

此时范·泽出面介绍了跟他们一同来开会的当地银行经理。[6]此人拿出几张全家福给普渡高管看，并讲起自己的女儿。她已经当了老师，人生小有成就，让他十分骄傲。接下来，他给哈多克斯、尤德尔和弗里德曼讲了一个由奥施康定引发的悲剧。

他说，自从小儿子对奥施上瘾后，他的人生再无丝毫幸福可言。他的故事非常典型：家里容易变卖的东西开始一件件失踪，比如工具和枪支；接着儿子的信用卡开始有巨额欠费。虽然儿子的情况每况愈下，却一直不承认遇到麻烦，直到他醒悟自己已经性命堪忧，才同意寻求外界帮助。自此两年后，儿子的状况依旧岌岌可危。奥施康定药瘾和持续矫治的费用已经花了家里八万美元，他的退休积蓄眼看被消耗殆尽。他告诉弗里德曼、尤德尔和哈多克斯，他和范·泽意见一致，认为在提高药品安全性之前，普渡应该让这种药下架。

这位银行经理说："我们只是个普通的美国家庭。你们肯定还有些许爱国心为美国考虑考虑吧？"

普渡团队不作声，最终弗里德曼开了口："我很惋惜你们家出了这么个问题。"

尤德尔从地上拿起公文包打开，拿出几张大纸分给众人传看。

他解释道："我想让大家先看看这个[7]，本地报纸很快就会刊发。"

这些纸页是报纸整版广告的影印件。广告标题是《普渡制药致李郡公民的一封信》。信尾甚至用戴维·哈多克斯的名字落了款，就像这封信是他写的个人信函似的。信中说："我是土生土长的阿巴拉契亚人，也是一名医生，大半生都在研究疼痛治疗及药物滥用。但今天，我写信给您是代表生产奥施康定药片的普渡制药有限合伙公司。"哈多克斯接下来表示，普渡极度关注"该处方药的滥用在李郡造成的巨大破坏"，决心全力解决问题。然而，普渡也想"澄清一些最近在李郡高中集会时传播的信息，以便在真实的基础上与大家竭诚合作"。

有些新闻报道指出，阿巴拉契亚地区很穷，十分依赖由纳税人资助的医保计划，如医疗补助保险（Medicaid），而普渡却在这种贫困地区特别加强向医生推销奥施康定。但这则广告里用加粗字体声明，上述说法完全与事实不符。广告声称："同样错误的说法是普渡从一开始就知道奥施康定可能导致成瘾却束手旁观。"这则广告同时辩称，奥施康定配方改进不会很快，也不易做成。

这则广告继续写道："我们明白李郡居民想要付出巨大努力，竭尽所能发起请愿召回奥施康定。幸运的是，我们生活的国家尊重公开表达观点的自由。我们担心的是，简单召回某一种药物并不能解决滥用问题，尤其考虑到还有上百万患者确实需要这种药……李郡人民的精力应该用来以积极的方式应对可怕的滥用及药瘾问题，而不是徒劳无益的请愿活动。"这则广告还提议，想要达到这一目标，需要学校教育项目和处方监控计划等各种努力。

对斯特拉维诺、苏·埃拉和贝丝·戴维斯来说，这次开会的意图现在算是清楚了。普渡精心策划，想把这个广告强塞给他们咽下去。盛怒的苏·埃拉转向了哈多克斯。

她对他说："我从没见过这么侮辱人的事。你们对阿巴拉契亚造成的伤害，煤矿工业连想都不敢想。"

哈多克斯坐直了身体："我讨厌这种说法。"

她答道："我才不管你怎么想。真相终会大白。我走了。"

她愤怒地冲出门去，药剂师格雷格·斯图尔特很快就跟上了她。

她对斯图尔特说："账单我来付。"

他答道："我已经付过了。"

苏·埃拉问："连他们的也付了吗？"

斯图尔特说："活见鬼绝不可能。"

第二天上午，三位普渡高管在当地一家咖啡馆见了贝丝·戴维斯和几名本地官员，其中有帕森斯警长和郡检察官塔米·麦克利耶（Tammy McElyea）。戴维·哈多克斯好像仍很恼火昨晚的事，弗里德曼和尤德尔听着帕森斯警长和其他几人绘声绘色地讲，本地执法部门和戒瘾项目是如何被奥施康定滥用问题压得喘不上气。

弗里德曼提出："也许我们可以帮忙。"

其中一名官员问："你们能出多少钱？"

弗里德曼和尤德尔回答说药厂很乐意资助十万美元。与会的几位对此提议表示热烈欢迎，可贝丝修女却瞪了尤德尔一眼。

普渡高管回到了康涅狄格州，那封写给李郡居民的"公开信"从未见报，显然他们重新斟酌了公司发布此信是否明智。与此同时，李郡健康联盟也需要决定是否接受普渡的条件。多次会议讨论后，包括帕森斯警长、格雷格·斯图尔特在内的多名成员表示，联盟应该接受普渡的资助。斯图尔特认为，既然普渡从本地区的惨剧中大赚了一笔，花点钱弥补这些损害理所应当。范·泽的看法也差不多，他以健康联盟的名义起草了一封信给普渡，表示接受资助。

但贝丝修女告诉大家，普渡的钱上沾着血，如果联盟接受资助，她就退出。她说已经看厌了那些企业高管坐飞机来到阿巴拉契亚，盘算着拿支票买到和平。这些年来，从采矿公司到伐木公司到垃圾清运公司再到现在的制药公司，来这里都是为了同一个目的。他们的高管都会问："我们能帮什么忙？"但他们真正想要的就是摆平自己的麻烦。

她坚持说，这次不能允许同样的情况再度发生。太多人的生活已经毁了。对，这些钱也许能为李郡做点好事，可一旦屈服，普渡就会获得更大的利益：为它的公关机器再添一把火。

第七章

小把戏毒品

　　劳拉·内格尔升职以后，才第一次得以真切窥见奥施康定危机的一角。内格尔的工作地是 DEA 最引人注目的单位，该部门负责追查海洛因、可卡因之类非法药物的买卖和贩运。内格尔初入行时是探员，后来升为部门主管。但在 2000 年末，她再次升职，却是调去负责 DEA 罕有人知的药品流通管理办公室，部门职责是调查奥施康定之类合法药物流落为街头药物的案件。

　　升职后的内格尔成了 DEA 头衔最高的女性官员之一。她办事雷厉风行，从不畏首畏尾，履新没几周就召集了该部门的老员工帮她评估奥施康定问题的局势。这些官员已经达成共识，他们确认普渡说奥施康定成瘾风险更低的声明有误，且普渡制药并未尽责提醒医患注意成瘾问题，结果医生们仍在过度随意地处方该麻醉剂，导致它流入街头。内格尔下了决心，既然 FDA 官员似乎并不想对抗普渡，DEA 就要负起这个责任，公布奥施康定引发的浩劫。2001 年初有位 DEA 官员接受采访时表示："要弥补该药带来的损害，恐怕需要很多年。"

普渡的迈克尔·弗里德曼很快联系内格尔请求会面。[1]弗里德曼在信中写道："鄙公司来信是因为近来涌现了大量报道，称全国各地都出现了非法流通及滥用本公司药物奥施康定的现象。"他补充道：

> 我们严重关注这个问题，它提醒我们想到，过去其他阿片类新药上市也出现过类似事件。犯罪分子似乎总能想出办法，绕开预设的合法保护机制，而大部分合法注册的制药商、分销商和处方医师都在全面而一丝不苟地遵守规则。
>
> 过去一年来，普渡制药一直积极与联邦政府、州政府和地方官员通力合作，协助他们努力解决这次的药物流通及滥用问题。为确保奥施康定片的使用合理且合法，我们启动了一系列大型项目。普渡相信这些活动意义重大，因为奥施康定片及其他含阿片类物质的合法药物，对无数中重度疼痛患者缓解病情至关重要。

不久，弗里德曼、戴维·哈多克斯和霍华德·尤德尔来到弗吉尼亚州阿灵顿的 DEA 总部，与内格尔见了面。在总部大楼六层的一间会议室里，哈多克斯打开手提电脑，开始了一场标准的普渡报告，重点介绍疼痛治疗的不足以及阿片类药物倡导者推广使用麻醉剂的努力。内格尔认为这个报告就是一场精心制作的盛装表演，她请哈多克斯关掉电脑，好让大家谈谈该药的滥用问题。

她说："此事已经失控了，我们必须采取应对措施。"

她扔出数条与部下一起想出的主意：鉴于药店抢劫案日益增多，每座市镇仅限少数药店出售奥施康定也许能有点用；另一条建议是，仅对在疼痛治疗领域训练有素或资质合格的医生开放奥施康定的处方特权。内格尔等 DEA 官员无权直接管控普渡推销药物的方式。FDA 才有权修改奥施康定的药物标签，借此改变普渡的卖药手段，DEA 可做不到。不过内格尔还是说，她认为普渡必须限制这款止痛药的广泛可得性，因为它很容易被嗑药者和瘾君子瞄上。只有尤德尔回应她："我们会考虑的。"

内格尔进一步向普渡高管表示，她极度担忧新闻报道中讲述的药物过量致死问题，以及有报告说普渡销售代表过度推销奥施康定。有医生公开作证说，普渡的药代曾劝他们处理轻伤时也用奥施康定。她引述报道中某药剂师的话说，有个普渡药代给一名患者出主意，不给开奥施康定就起诉药剂师。弗里德曼和尤德尔说公司正在审理药物过量报告，但拒绝承认公司存在过度营销，强调他们确信普渡的销售策略已经极为"保守"。他们请内格尔只要发现任何一名药代不当越界的具体案情就发出警示，以便公司着手调查。普渡团队离开总部后，内格尔对同事说，她觉得这次会议纯属浪费时间。普渡根本就没有做出任何承诺。

十天后，她收到迈克尔·弗里德曼长达五页纸的来信。弗里德曼信中的内容颇丰富，其中之一是辩称，对奥施康定可能涉及的用药过量致死人数的报道和评论夸大了事实。他还

称公开发表的报告对普渡营销该药的描述并不准确。他写道：

普渡正在努力收集信息，以更好地理解媒体关于奥施康定片的滥用、发放及过量致死等报道。如我们在会上讨论时所说，[2] 我们绝不忽视任何一起死亡事例的严重性；但是，清楚地了解问题全貌有助于我们大家更明确该如何应对。在我们会面前，公司见到媒体报道奥施康定过量致死数量如下：肯塔基州 59 起、缅因州 35 起、宾夕法尼亚州 20 起、弗吉尼亚州 28 起。如你所知，按照要求我们将调查所有上报的意外致死案件，并将结果报告 FDA。

截至目前我们了解的情况是：

我们拿到了肯塔基州法医办公室的一封信。这封（2001 年 3 月 1 日）信中声明"……我并没看到肯塔基州有任何可靠数据证明奥施康定正引发大量死亡案件。作为州法医办公室人员，我们确实看到，由于口服多种不同处方药及与酒精同服的致死事件数量增多。这些处方药中有时包括奥施康定"。

我们还从缅因州首席法医办公室得到了数据。该数据报告，1999 年全年加上 2000 年的一段时间内，有 12 起药物过量致死案件中辨认出羟考酮。其中仅在两起案件中，羟考酮是唯一被辨认出的化学成分，且其中一例是自杀。

截至我写此信时，我们在宾夕法尼亚州只拿到了布莱尔郡的单郡数据……该郡围绕着阿尔图纳市，从 1996 年 1 月 13 日至 2000 年 12 月 1 日，共上报 58 起"药物致死"案例。其中，有 7 例是多种药物混服导致中毒死亡，羟考酮是混服成分之一。没有一例案件将羟考酮认定为单一死因。迄今并无信息证实这些致死案例中是否有任何一起确由奥施康定引发。

我们正努力获取弗吉尼亚州西部上报的涉及羟考酮的死亡案例的数据。弗吉尼亚州首席法医办公室的一名法医告知我们，1997 年以来，弗吉尼亚州西部涉及羟考酮的致死案例是 31 起，而非 28 起。遗憾的是，有关当局并未应我们所求，透露上报死亡案例的具体情况。我们已请求总检察官厄尔利帮我们拿到所需的信息。我们会面时，您曾提及 DEA 也许能拿到这些信息。如果确实能拿到，希望您考虑与我们分享。

如您所见，截至目前，我们所能获取的事实与媒体报道大相径庭。我们并非矫饰说药物滥用和嗑药取乐不存在，事实上，我们知道这些情况确实存在。我们只是需要了解取乐用药的来源、数量及去向，以便大家妥当地解决问题。我们将如约向您概要通报提交给 FDA 的全部案例的报告。如果贵方有任何信息愿意告知，我们将不胜感激。

信件结尾处，弗里德曼补充说，他相信批评普渡的奥施康定营销策略的人，大多是一些本就反对使用强效阿片类药物治疗中度疼痛的医生。他还认为内格尔提出的限制可销售奥施康定的药房个数的办法并不实用，而且会造成患者不便，因此拒绝她的建议。弗里德曼承认自己担心毒贩会去墨西哥的药店购买奥施康定，再走私到美国境内。他说，普渡已决定将售往墨西哥的奥施康定片打上特殊标记，以便执法部门在缉毒行动中确认缉获药片的来源。信中还说，公司同时调整了药代的奖金制度，鼓励销售代表"向广大医生推销，不要只盯着某一位医生"。

弗里德曼在信的结尾说："我相信我们的会议极大增进了我们对此局面的认知。普渡希望能与 DEA 继续合作，阻止奥施康定滥用和非法转手，协同解决现在广泛存在的处方药滥用问题。"

弗里德曼的回应激怒了内格尔，她认为此信就等于普渡宣告针对她提出的每一点预备开战，而她全无退意。内格尔对一名同事说："这封信是说滚你的蛋。"

奥施康定危机完全改变了 DEA 对药物滥用的看法。一直以来，DEA 的最优先目标都是非法药物，缉毒局的刑侦干员甚至戏称处方止痛药是"小把戏毒品"。但奥施康定明确显示，合法药物的破坏性毫不逊色于非法药物。内格尔与普渡三高管见面后不久，佛罗里达官方宣布，2001 年因为奥施康定及其他处方止痛药[3]引起的用药过量致死案例已经超过了海洛因和可卡因。

涉及合法药物的这场危机规模空前。DEA 却没有足够的能力应对。多年来，药物管制部门的干探一直是刑事部门同仁的陪衬。他们的退休福利不如后者高，不允许配枪，不得执行卧底行动。高科技工具与他们无缘，比如一度归于萨克勒家族旗下的艾美仕健康公司出售的处方追踪数据，这种技术手段也是 DEA 探员拿不到的。如果药物管制部门的探员怀疑某个医生在开"药片工厂"，并不能像制药公司的销售代表一样，按一个键就知道这个医生给奥施康定及其他阿片类药物开处方的频次。他们要收集信息只能花几周时间挨家跑药店，翻透药剂师按规定保存的底档，查遍已发药的处方。如果找到足够证据可以调取某诊所的医疗档案，还必须请 DEA 刑侦干探出具搜查令，因为他们自己无此权限。

该部门的人员配备不足，士气不振，起因可追溯到 1994 年托马斯·康斯坦丁（Thomas Constantine）[4] 来 DEA 当局长。康斯坦丁本是纽约州警察局的前任局长，他在 DEA 任职五年期间毁誉参半，而刑事部门和药品流通管控部门的外勤人员都不喜欢他。康斯坦丁虽将 DEA 刑事部门的人力增加了一倍，却认为管理处方药的机构是多管闲事的监管部门。

康斯坦丁曾对一群制药公司高管表示，他理解厂方对监管者不耐烦，因为在他掌管纽约州警察局期间，监督工作环境安全性的管控官员也曾让他一样头疼。康斯坦丁说："他们也是这样闯进我的营房，查看鞋油够不够食用标准。"DEA 药品流通管理处曾有个官员当面质问他为何对该部门一副"晚娘脸"，他逐字逐句点明了根本原因："你们部门有哪怕一个探员在执行任务时遇难吗？"对方回答并没有，对话就此结束。

阿片类药物的拥趸也最喜欢拿 DEA 的药品流通管理处当

替罪羊，说他们是穿军靴的政府暴徒，从善意的医生手中抢走处方笺，这话跟拥有枪支者说控枪探员的坏话如出一辙。医学界人士突然接受阿片类药物，导致药品流通管理处的干员几乎显得多余。到 20 世纪 90 年代中期，这个单位只能全面放弃调查医生非法处方麻醉剂的案例。

内格尔消瘦高挑，脸颊细窄，发色暗金。接管该部门时，她面对的不仅是奥施康定引发的公共健康危机，还有一群士气低落、无心业绩的干员。内格尔认为奥施康定首开先河，引领了制药业流水线正在大量生产的新一代强效止痛药，若在 FDA 没有新增安全监督措施的前提下销售这类药物，必将引起更大的公共危机。1999 年，普渡高管曾公开宣布，计划上市一款缓释型氢化吗啡酮麻醉剂，该药曾在 20 世纪 20 年代以地劳迪德为名上市，很快这种强力致瘾药就得名"药店海洛因"。普渡已经在加拿大卖这种药，但 FDA 发现普渡的申报有问题，于是推迟批准它在美国境内销售。

尽管内格尔对奥施康定的营销和发放有诸多反对意见，但她并不赞同召回该药。原因之一在于，她认为联邦官员并无充足的法律立场决定召回。另外她也相信，如果普渡不再向"中度"疼痛患者推销这种止痛药，造成的威胁也将大幅度减弱，毕竟中度患者用药占了大头。显然普渡并无此意，所以她决定利用另一个公共论坛——舆论法庭，向普渡施压。

2001 年 5 月，DEA 宣布 [5] 开始奥施康定滥用清理计划。DEA 官员说，这是他们第一次专门针对某一特定品牌的处方药采取行动，而不是对某一类别的药物一刀切。

内格尔知道自己性急，有时甚至堪称暴躁，所以她任命主要副手之一，流通管理处的资深官员特伦斯·伍德沃思（Terrance Woodworth）代表她对外发言。伍德沃思开始接受媒体采访，叫板普渡收缩营销攻势，要求普渡放弃认定奥施康定的滥用概率低于其他类似麻醉剂。

熟人都管伍德沃思叫他的小名特里。特里对一家报纸说，DEA 官员认定，普渡对奥施康定的过度推销导致医生没试用过其他药物就先挑奥施康定。他说："DEA 极度忧虑在治疗多种类型的疼痛症状时，许多医生会开这种强效麻醉剂进行初始治疗。"

他还在电视脱口秀中正面对抗戴维·哈多克斯。[6] 在某个节目里，伍德沃思说奥施康定滥用"从缅因州到佛罗里达，沿着整个东海岸在五花八门的社区里极速飙升。而且它还在向美国中部转移。我们正接到来自亚利桑那州、内华达州、华盛顿州、俄勒冈州的报告，就连阿拉斯加州也上报说滥用问题正在加剧"。

作为回应方，哈多克斯严守公司的立场，承认确实出现了个别滥用案例，但他力主应该集中关注疼痛患者及其需求。他应答道："我认为美国医学的精彩之处，正是医生拥有众多选择。你们今晨在本节目中只听到药物滥用导致的问题，却没人谈到患者。美国现在有五千万慢性疼痛患者没能得到合理治疗。医生治疗这些患者的选项之一就是奥施康定。"

内格尔发起这场运动不止针对普渡，她还希望能刺激FDA 官员采取行动。FDA 的权限是批准有益药物投入使用，而 DEA 的责任则是避免这些药物落入坏人之手。两个部门的职能本应相辅相成。但在与奥施康定的角力中，他们各自的政令却相互冲突，导致政府职能出现了长达十年的瘫痪，进一步扩大了阿片类药物危机。

普渡也开始反击内格尔，告诉记者 DEA 打击普渡是为了给自家扬名立威。司法部负责监管 DEA 的同事提醒内格尔，普渡高管采用迂回战术绕过了她，利用政治说客直接安排约见了她的上司。长官邀请她一起开会，却没告诉普渡她将会在场。迈克尔·弗里德曼和霍华德·尤德尔走进司法部的会议室时，看见内格尔也在大吃一惊。尤德尔勉强挤出一句："我们本来还想趁着这趟过来顺便看看你呢。"

普渡董事长理查德·萨克勒也参加了会议。2001 年，理查德 56 岁，像父辈三兄弟一样，他进入制药业前也学过医。普渡总部的人都说他天性和善，虽然人多的时候会有些拘谨。他每年都会招待一次普渡销售人员，但会后很少留下周旋寒暄。跟普渡做生意的人都有个强烈印象，普渡的重大决策都是雷蒙德和莫蒂默做出的。即便如此，理查德到场仍然说明了此次会面极为重要。萨克勒在会议室坐下，劳拉·内格尔递过自己的名片。他把这张名片和他刚拿到的其他名片一起沿桌边一溜排好。

会议开始，普渡高管向司法部官员保证，他们对奥施康定的推销都是负责任的，现在也在竭尽全力制止滥用。萨克勒随意地穿着粗花呢便装外套和纽扣领衬衫，不太吭声。后来他打断了公司下属的官腔报告，评点说奥施康定是一款好药。

劳拉从桌对面俯身过来，脸对脸看着他："在死人呢，你懂不懂这是什么意思？我绝不会让步。"

萨克勒好像一惊，他低头瞪着面前的名片答道："我想我是懂的。"

然而，此次会议结束后，却是普渡在继续攻击 DEA 和内格尔。2001 年 6 月，霍华德·尤德尔致信内格尔，通知她《今日美国》（USA Today）即将刊登一篇关于奥施康定的社论。他的信中述及普渡负责联系该报的一名公关经理写的一封电子邮件的内容。

普渡的公关经理在邮件中写道："《今日美国》计划刊登社论[7]，评点 DEA 对奥施康定的滥用及转手问题的管控。社论可能将于本周三发表。基于我和戴维·哈多克斯与作者的对话情况判断，这篇文章大概会批评 DEA 的做法。戴维和我煞费苦心避免站在 DEA 的对立面。"

《今日美国》那篇社论的调子，只看标题就一目了然：《DEA 阻止滥用止痛药用力过度》。文中说，DEA 提议仅限疼痛专家才有资格处方奥施康定，这种设想会殃及疼痛患者，因为全美仅有四千名疼痛专家。文章还指称，DEA 只瞄着奥施康定是误入歧途，因为它忽略了一个事实，另外还有四十多种处方药的有效成分含有羟考酮。

《今日美国》的社论还说："更重要的是，几乎没有证据能证明，让患者拿药更难就能有效减少吸毒。就在去年，《美国医学会杂志》还发表了一项研究，所用部分论据就是 DEA 自己提供的数据，结论说，强效止痛药处方量的增加并未加剧药物滥用。"

自从奥施康定开始引发公共争议，戴维·哈多克斯就一直让记者们去读那同一篇发表在 2000 年《美国医学会杂志》上的研究。但普渡高管及其同盟是在故意曲解这篇研究，回想其当年为辩称阿片类药物的安全性而曲解那三篇报告，这种做法如出一辙。

《美国医学会杂志》上那篇研究采用的基础数据来源于一个由政府运行的数据搜索系统——"药物滥用警告网络"（the Drug Abuse Warning Network， 以下简称 DAWN），它采集了由于处方药物过量进了医院急诊室的所有报告。但《美国医学会杂志》那篇研究所依据的 DAWN 数据是 1990 年至 1996 年间收集的，是早在奥施康定上市之前。再就是，该文的第一作者是众所周知鼓吹阿片类药物特别起劲的戴维·乔兰森，这名威斯康星大学的研究人员率领他的智囊团，从普渡及其他制药厂商得到了上百万资助。2001 年该研究发表后的一场新闻发布会上，乔兰森及其同事为这些数据拍手叫好，因为证实了他们曾经的预言，更广泛使用麻醉剂不会导致滥用增加。乔兰森的一名论文合作者写道："本研究表明，多用阿片类药物治疗疼痛会导致成瘾的说法似乎只是迷思，并非事实。"

但即使在乔兰森的研究[8]发表之前，这个虚假的论断早已被证伪。在乔兰森研究所涉数据截止日期的两年以后，从 1998 年开始，急诊室报告中涉及处方麻醉剂的病例数据开始飙升。DAWN 数据显示，1994 年至 2001 年期间，急诊室报告中提及奥施康定等含羟考酮止痛药的概率激增了 350%。这一增长率远超维柯丁等含氢可酮止痛药卷入的意外案例增长率，虽然后者的处方频次比前者高 3 倍。事实上，截至 2001 年，提到含羟考酮止痛药的案例报告总数正飞速接近含氢可酮止痛药的数字。这一可悲事实，标示了普渡营销奥施康定有多成功。

普渡想要先下手为强保护奥施康定，在 2000 年底向所有药代发出一份备忘录，说是在推销时坦率告知该药存在滥用问题"至关重要"。普渡还给奥施康定的药品标签凑合打了个补丁，本来说它的缓释配方也许能降低对成瘾者的诱惑力，现在又加了一句，这是在该药被"正确用于疼痛治疗"的前提下。

2001 年 4 月，FDA 官员和普渡高管终于第一次面对面开会，讨论如何解决该止痛药的不当使用问题。FDA 官员同意普渡的意见，认为虽有极少数例外，但大部分疼痛病人是受益于奥施康定的，然而这个假说后来被证明完全错误。不过，FDA 官员召集这次会议，开场白却是建议大幅度修改普渡获准为奥施康定拟写的药品标签。其中一处修改涉及了推荐使用该止痛药的医治范围，用 FDA 的术语叫作"适应证"。另一处修改则涉及该药的警示标记。

根据会议记录，FDA 的一名医学审查员表示：

> 适应证列为"中、重度疼痛患者，且需服用阿片制剂长逾数日"，这种表达宽泛，且可能无法适当反映预设

人群。药品标签应明确表述，该药物仅可用于需长期服用阿片制剂的患者，且不应作为疼痛治疗的初次用药，且不应用于间歇性服药。

这名审查员莎伦·赫兹（Sharon Hertz）进一步说，FDA能给药品用的最严重警告"黑框警告"*也许适用于奥施康定。FDA的辛西娅·G. 麦科米克博士（Dr. Cynthia G. McCormick）主管的部门负责监管麻醉剂、急救用药和成瘾药物，她对交给FDA的奥施康定评估文件中某些科研论文的品质提出了质疑。另有一位FDA官员评价说，他认为奥施康定的药品标签"需要彻底修改"。

参加这次会议的普渡高管表示愿意全力配合药监局。但从FDA的报告中可以明显看出，从普渡的角度看，他们担心任何直接针对奥施康定的举措，都会有失公平地让该药蒙羞。

普渡说他们很难理解奥施康定滥用与其他二类清单药物滥用有何区别。他们担心会让人认为奥施康定更特殊。他们表示，如果对其他制药公司也做出同样要求，那么普渡愿意配合。

FDA官员回应，有些亟待解决的问题确实是奥施康定独

---

* Black Box Warning，是FDA对市场上的医药用品做出的最严重警告，生产厂商必须将它印在药品或医疗器械的外包装上，警示公众该项物品可能引起严重的副作用，因该警示信息四周画的黑框而得名。——译者注

有的。医生误以为该药不如吗啡强效，所以为了类似治牙痛这种"琐碎"目的也会轻易使用。会议结束时，一位FDA官员询问普渡高管，就目前正在服用奥施康定的患者的数量和种类，他们有没有准确数据。普渡称，公司只有"坊间"数据。

2001年7月，FDA与普渡开始谈判四个月后，公司宣布对奥施康定药品标签主动进行一系列修改。普渡不再声称奥施康定的缓释配方可能使该药的成瘾性低于其他传统止痛药。修改后的标签上将写明"与其他合法、非法阿片类药物竞品一样，羟考酮可能被滥用"。普渡还同意给奥施康定用上黑框警告，并明文指示该药适用于治疗长期或慢性疼痛，不宜用于仅持续"几天或略久"的小病状。公司同时还宣布，计划从药瘾治疗中心收集相关报告，以更好地监控对奥施康定的滥用。

多年以后，某FDA高官承认，FDA对普渡的反应实际上是变相承认，1995年批准奥施康定的药品标签是FDA犯蠢出了错。

该名官员说："本该健康的年轻人正在丧命，社区人口不断锐减，问题显然很严重。我们开始深刻领悟到最初的药品标签措辞是多么不准确，以及它可能对这一问题负有哪些责任。"

普渡用通宵加急邮件向全美八十万名医生和药剂师发布警示，给出了更新过的用药警告和处方信息。在信中，普渡提到"十分自豪成为第一家主动修订处方信息的制药公司"，而这是为了解决严格管控的麻醉剂所引发的滥用和流转问题。

到了这会儿，劳拉·内格尔自己也打算寄信出去。与普渡和 FDA 官员不同的是，她深信奥施康定不仅威胁到了药物成瘾的人群。她还对同事说，让她最愤怒的是普渡显然在否认奥施康定在药物过量致死案例中的作用。内格尔幻想着，她能强迫普渡高管看一段幻灯片，向他们展示每一名因奥施康定使用过量而丧命的死者，讲述这些人提前被终结的悲惨人生。普渡高管将会听到在派对上初次使用奥施康定便过量致死的大学生的故事，将会看到因药物过量致死的小小少女的照片，如此等等。

凭借以往当过刑事探员的经验，内格尔知道，社会可以接受每年有一定数量的药物过量致死案例，死几个毒虫没人在乎。但她开始觉得，奥施康定造成的伤亡人数是无法接受的。普渡有权否认奥施康定在任何一起死亡案例中的作用，这家公司采取其他任何态度从法律角度讲都是自杀行为，但内格尔决意尽全力统计死亡数字，并努力弄清其中是否也有疼痛病人。

2001 年中，DEA 致函三十多个州的法医和验尸官，向他们询问相关信息。DEA 想要十八个月以来的所有法医鉴定报告、验尸报告和警方报告，只要涉及用药过量致死，并在死者的血液或体液中检测到了羟考酮。

大约同时，奥施康定还引起了其他联邦官员的注意。其中有个探员名叫格雷戈里·伍德（Gregory Wood），在弗吉尼亚州罗阿诺克的联邦检察官办公室工作，主要负责调查政府医疗保健计划包括红蓝卡、白卡＊等遇到的诈骗案件。他与弗吉尼亚州西部的其他警员和联邦探员都注意到，奥施康定的市场占比与犯罪率在同步增长。

与内格尔和阿特·范·泽一样，伍德也是很执着的人。2001 年 2 月，他发布了自己编辑制作的电子新闻摘要第一期，收集了一切他能找到的涉及奥施康定及其相关犯罪的媒体报道。这批的定期电邮被读者称为《伍德报告》（*Wood Reports*），后来成了这场灾难的编年史，而且伍德还鼓励收件人转发他的邮件。每封邮件的标题都是"更新材料非执法部门保密专属"。

伍德还花很多时间走访李郡之类的地区，调查有嫌疑在开"药片工厂"的医生。调查旅途中，许多药剂师都曾向他学舌，讲普渡销售代表如何一遍遍地重复奥施康定比竞品止痛药安全，或者直接宣称奥施康定不会使人成瘾。伍德明白，销售代表人人都会鼓吹自己卖的药。但他也很熟悉 FDA 的规定，比如规定制药公司无权针对药物做出未经批准的声明。伍德和其他调查员开始怀疑，他在新闻摘要中讲到的拘捕大开处方的医生和药房劫盗，也许只是冰山一角，水面下实则隐藏着意义无比重大的犯罪行为，这些行为的藏身之处就在普渡制药公司。

＊ 红蓝卡，Medicare, 即联邦医疗保险，俗称"老人医疗保险"或"退休医疗保险"，是联邦政府为 65 岁以上老人或残疾人提供的医疗保险计划，保费极低；白卡，Medicaid, 即医疗补助计划，俗称"穷人医疗保险"，是由联邦政府和州政府共同拨款，为低收入人群提供保费的医疗保险计划，就医免费或收费极低。——译者注

第八章

紫去皮儿

　　到了 2001 年的年中，联邦议员们也开始琢磨普渡高管首次得知奥施康定滥用问题到底是在什么时候，以及他们能不能更尽责地阻止事态恶化。当年 8 月，在宾夕法尼亚州费城的工人阶级郊区本塞勒姆，众议院能源及商业委员会特别小组借一间议事厅举行了公开听证会。在这里，普渡管理层将第一次就上述问题宣誓作证。

　　议员们选择在本塞勒姆召开本次听证会，是因为当地刚拘捕了一名医生理查德·保利诺（Richard Paolino），他被控经营"药片工厂"，开过几千张奥施康定处方。保利诺只是正骨医师，并非癌症专家或疼痛专家，却在 5 个月里开了 1 200 张奥施康定处方，差不多平均每天开 9 张。保利诺开药期间，本塞勒姆周边地区有 5 人死于涉及羟考酮的用药过量，其中 4 人才十几岁。

　　听证会的时点恰是普渡的紧要时刻。仅仅一个月前，普渡刚和 FDA 开过会，并于会谈后发布了那条提醒全国医生注意奥施康定滥用问题的警告。有些州担心这种昂贵的止痛药过多占用处方药的预算份额，已经开始要求医生必须在开处方前申请特殊批准。该药仍非常成功，销售额超过 10 亿美元，但围绕奥施康定的巨大争议确实减缓了它的预期增长速度。

参加听证会的普渡高管除了迈克尔·弗里德曼和霍华德·尤德尔，还有普渡首席医学主管保罗·戈登海姆博士（Dr. Paul Goldenheim）和首席公关主管罗宾·霍根。

在面对国会小组做开场陈述时，弗里德曼开门见山直指主题。他表示普渡首次得知奥施康定滥用问题是在 2000 年初，因为读到了缅因州报纸上发表的文章，看到当地联邦检察官在文中提出了警告。

弗里德曼说："普渡立刻组织了应对小组，普渡高管和科学家都在其列，其中有几位今天也在会场。应对小组代表普渡推行了史无前例的大型项目，抵制药物滥用及转手。"

众议院特别小组的首席议员是来自宾夕法尼亚州的詹姆斯·C. 格林伍德（James C. Greenwood），他并不问弗里德曼为什么普渡竟会只靠看新闻报道来监控它出品的药物有没有遭到滥用，他集中关注的是更本质的问题——能显示医生开了多少奥施康定处方的艾美仕健康公司的数据。他问，如果普渡能从艾美仕健康公司拿到实时数据，那么，看到保利诺医生开了数量惊人的处方，公司高管为什么没有警觉？

格林伍德问弗里德曼："这位医生与福克斯蔡斯癌症中心（Fox Chase Cancer Center）*并无关联，只是本塞勒姆的一个小

---

* 又译为大通福克斯癌症中心，成立于 1904 年，是美国著名癌症专科医院，位于费城且是当地唯一专攻癌症的医院。议员提及它显然语带讥讽，因为保利诺开药并非用于治疗癌痛。——译者注

小正骨医师，（奥施康定）处方量却如此之高，你们是怎么解读这个信息的？"

弗里德曼的回答显然经过精心演练："多年经验告诉我们，仅凭某位医师开处方的绝对数量本身，并不能断定这位医生行为不当。我们并不衡量或评估单个医生的行医水平。我们并未在诊室与医患共处，观察体检或介入诊治。比如说，我们知道……"

格林伍德打断了他："那你们为什么要这些数据？"

弗里德曼答道："我们利用这些信息判断我们的产品在任一地区的用药发展表现。"

格林伍德问："就是说你们想看看营销手段有多成功？"

弗里德曼回答："当然。"同时他回头瞥了一眼几位同事寻求支持。

随即格林伍德又回到他的第一个问题，请弗里德曼解释，普渡为什么用艾美仕健康公司的数据评判营销效果，却不用这些数据监控医生是否在合理处方奥施康定。

格林伍德说："这也是你们的另一半责任。为什么不利用这些数据来确保像保利诺之类的医生不会损害你们产品的名誉？"

霍华德·尤德尔俯身向前，对弗里德曼耳语了一句。

弗里德曼将证人席让给了律师："我想尤德尔先生也许能更好地回答这个问题。"

尤德尔接手后，首先坚称普渡并不能仅凭艾美仕的数据就看出保利诺在开"药片工厂"。他说，执法部门应该比普渡这些制药商更适合去调查有问题的医生。

格林伍德对他的回答并不满意，追问道："我认为贵公司有责任查看这些数据，不能只靠执法部门提供信息。我不明白你们为什么没尽责去做。"

尤德尔断定与他争论无益，回答道："我认为从保利诺医生事件中我们学到了很多。报纸上讲保利诺是可怕的坏人，从人们身上攫取利益，造成难以言表的伤害。我们都被他骗了。他骗过了执法部门。他骗过了 DEA。他骗过了当地警方。他骗过了我们。"尤德尔的敏捷思维总算挡住了格林伍德的犀利追问，最终本塞勒姆听证会并没对普渡的名誉造成任何损害。

普渡高管在听证会上布下了清晰的防线，并在面对其他议员和调查员的质疑时，一遍遍地重施故伎。首先，他们辩称普渡无法事先得知哪些医生是兜售药物的"坏医生"，因为药厂无权评判医生们的行医水平。更关键的是，不论是面对议员小组宣誓作证，还是给销售代表发送信件，普渡高管都自始至终坚称公司得知奥施康定滥用问题的时间点有个明确的分界线。虽然关于这个时间点的说法有前后几周误差，但所有的说法都严守一点，普渡是在 2000 年初缅因州的联邦检察官杰伊·麦克洛斯基发出警告之后，才得知存在奥施康定滥用问题。

2001 年 12 月，本塞勒姆听证会四个月后，保罗·戈登海姆在一个参议院小组面前再次宣誓作证，说奥施康定滥用报道的面世令普渡大吃一惊，因为身为奥施康定前身的另一种强效阿片制剂美施康定上市十七年来，普渡从未发现任何

"非正常"滥用或转手。戈登海姆说:"普渡并无理由预测奥施康定会出问题。"

但后来联邦探员发现,普渡高管想划定的这条明确分界线并不明确。事实上,早在戈登海姆作证三年前,普渡高管就知道美施康定成了街头的流行毒品,也知道奥施康定很可能落到同样的命运。这一信息的源头,是温哥华英属哥伦比亚大学(University of British Columbia)的研究人员于1998年在权威期刊《加拿大医学会杂志》(*Canadian Medical Association Journal*)[1] 上发表的研究论文。

这些大学研究人员起初并没打算瞄准美施康定滥用问题,他们本来是去温哥华乌烟瘴气的下城片区晤谈瘾君子和毒贩,了解当地街头能买到哪些处方药,每种的开价各是多少。当时的主流观点是,像美施康定和奥施康定之类的缓释阿片类药物不受瘾君子欢迎,普渡向 FDA 申请批准他们的特殊声明时,用的也是这套说辞。可加拿大的研究人员惊讶地发现:因为美施康定含有高纯度吗啡,它成了街头流行药,价格在黑市的处方麻醉剂中也最高。

研究人员报告说,瘾君子也学会了如何绕开美施康定的缓释技术。只需要刮掉药片外面的糖衣,捣碎药片,溶解粉末,就能得到可供注射的吗啡。美施康定片的街头浑名叫"去皮儿",因为得去掉药片的外皮。一片绿色的美施康定含15毫克吗啡,叫"绿去皮儿"。紫色药片更猛,含 30 毫克吗啡,则叫"紫去皮儿"。

同一期《加拿大医学会杂志》还发表了急诊室医师布莱

恩·戈德曼（Brian Goldman）写的社论，警告说奥施康定也有可能流入街头。他在社论中说，温哥华的研究结论否定了普渡及其他制药商关于缓释麻醉剂安全性的声明。戈德曼提到温哥华的研究人员：

> 似乎是最早一批发表证据的研究者，证明了缓释阿片类药物（所谓"去皮儿"）在街头的价值。在此之前，人们总认为相比立刻见效的药物，缓释药物作为毒品的吸引力较小。本研究报告称缓释阿片类止痛剂能在街头卖出高价，说明此类药物很受欢迎，此事应引起人们的警觉。某品牌硫酸吗啡片（美施康定）的制药商曾提出警告，用街头粗陋方法处理该药并注射，可能引起局部皮肤坏死和肺肉芽肿（滑石粉是制药时用的药品黏合剂，上述症状是由注射滑石粉引起），这些问题亟待解决。

接着戈德曼直言奥施康定存在风险："现在这款缓释羟考酮（奥施康定）已经在加拿大取得许可，可以想见，它和其他缓释阿片类止痛药也会很快流入黑市。"

没有证据显示普渡曾将加拿大的研究报告转送 FDA 或任何美国医生，而且他们显然有充分理由不这么做——该项研究和社论若被广泛传播，就会动摇普渡刚刚为奥施康定启动的强力营销战役的基础。发表这篇社论时布莱恩·戈德曼还是普渡的顾问，多年后他说公司从未就这篇社论联系过他。

1999 年，缅因州检察官发布警告的前一年，普渡高管就从另一渠道得知了奥施康定的滥用问题，这个渠道正是普渡自己的销售团队。金伯利·基思（Kimberly Keith）是一名药代，她在李郡向医生推销奥施康定，拜访过的医生也包括阿特·范·泽。

基思每次在自己负责销售的地区见过某位医生后，都会写一份"拜访报告"，简单记述该次会面。写备忘录是制药业的传统，药代用备忘录来回顾医生可能提起的关于某一种药物的问题，并草草记下用什么办法能提高医生的开药量。

基思经常拜访的一位医生叫理查德·诺顿（Richard Norton），执业地点在弗吉尼亚州达菲尔德，在范·泽的圣查尔斯诊所东边不过三十多公里。到 1999 年的年中，基思已经在拜访报告中写到了诺顿的病人在滥用奥施康定，他们用牙咬碎药片后，直接吞服或吸食羟考酮粉末。（她的备忘录写得太快，有很多缩写和拼写错误。）

某次拜访诺顿后，她写道：

> 说患（患者）嚼碎奥施等致其不适，讨厌药片可碎。并不是他们找到办法。讨伦了（原文拼写错误）给合适的病人就没问题。

两周后，基思又归档了新的拜访报告，反映了再次拜访诺顿时他说的话：

> 说很失望普渡没对应某种机制去做化学递质。问为

什么，因患者嚼食奥施产生兴奋。没发现很多坏死病人（皮下注射引起）。说要换回美施康定，因似无法产生奥施的兴奋，需下次再聊。

1999年普渡也已经知悉，越来越多的媒体在报道奥施康定滥用问题，越来越多的医生因为处方奥施康定而被捕。比如同年年初，加州警方和州缉毒警就突袭了北加郊区小镇雷丁的一所疼痛诊所。诊所经营者弗兰克·费希尔医生（Dr. Frank Fisher）被捕，[2] 他开过数百张奥施康定处方，被控罪名是欺诈及谋杀，因为他有三名患者因羟考酮用药过量死亡。检方证据显示，1998年费希尔利用加州为低收入患者专设的一个项目开了大量奥施康定处方，其中80毫克奥施康定片的处方量占比高达46%。同年，该诊所附近一家药店购入奥施康定和别种含羟考酮止痛药的数量高达美国其他零售药店的4倍左右。药店店主否认有任何不当行为，而费希尔也坚称，他如此开药反映了医学界的新见解，认为有必要更积极地用这类药物治疗疼痛。

法庭记录显示，为加州政府出庭作证的专家证人曾于1999年联系过普渡，询问奥施康定的有关信息，因为当时这种药物在市场上还是生面孔。多年以后，费希尔的辩护律师将会讲述他们也曾火速联系普渡，希望公司方面能在辩护中提供帮助。费希尔后来说，他还曾直接对话普渡的医生，对方表示普渡不会介入他的案子，因为高管比较保守，希望能避免冲突。

当时普渡已经在全面监视媒体对奥施康定滥用的报道。那年春天，西弗吉尼亚一家小报《韦尔顿每日时报》(*The Weirton Daily Times*) 的编辑部来了两名普渡药代，想要该报最近刊登的一篇文章的副本。文章作者是当地缉毒队队长威廉·比蒂 (William Beatty)，他警告说本地正面临新的一场药灾，文章中说："俄亥俄河谷上游街头涌入了太多的海洛因和太多的奥施康定。"[3] 大约同一时间，宾夕法尼亚州西部有个普渡销售代表[4]向总部汇报，当地执法部门已向辖区内的医生发布了针对美施康定和奥施康定的警告。该警告说这两种药"已在非法用药消遣寻欢的大环境中寻得一席之地。嗑药的人找出办法规避口服用药的限定，令药物缓释效果无法实现，从而靠此药产生'极速'快感。当地街头的每片药价介乎三十至六十美元之间"。

到 1999 年底之前，普渡将会获悉还有其他医生因为与奥施康定相关的罪名被捕。其中一名佛罗里达医生詹姆斯·F. 格雷夫斯 (James F. Graves) 被控杀人罪，他给四名患者开了组合药物处方，继而导致患者用药过量死亡。格雷夫斯在海军当过医生，多次跳槽，最终在佛罗里达的小镇佩斯开起了诊所，离佛州锅柄状狭长地带里的彭萨科拉市不远。尽管他并没受过疼痛治疗的专业培训，他的小诊所却引来一大批主诉疼痛的患者。他给这些人开多种药物的组合药方，当地药剂师称之为"格雷夫斯鸡尾酒"。他的药方里包括奥施康定和洛他布等止痛药，也有镇静药佳乐定 (Xanax，通用药名为阿普唑仑)。

在他手里丧命的那几名患者都有药物滥用史。后来有患者父母在格雷夫斯的庭审中作证，说是曾经求过他不要再给自己的孩子开药。佛罗里达州的检察官在这次庭审中说："小道消息说他是个'帮忙的医生'。他和毒贩没有区别。"

有个普渡销售代表莱昂·V. 杜利昂（Leon V. Dulion）[5] 出庭作证，自称从 1999 年开始听到当地药剂师抱怨，说格雷夫斯不当处方奥施康定，尤其是含 40 毫克或 80 毫克羟考酮的高剂量强效奥施康定片。他还说，很担心格雷夫斯利用普渡营销活动的机会向患者免费分发奥施康定样品药。

制药业有个传统做法，销售代表推销新药时，会在医生诊室放些小包装的新药小样，以此鼓励医师给患者开新药。DEA 规定制药公司不许免费分发麻醉剂小样，但普渡及其他阿片类制药商想出了规避的办法。普渡不给免费小样，却让销售代表每年给医生分发数以千计的优惠券，凭每券可免费兑换一星期或一个月用量的奥施康定试用装。医师可将优惠券交给患者，拿去药店就能免费领取止痛药。在普渡的内部预算中，公司的免费发放项目每年耗资 400 万美元。

杜利昂告诉检察官，1999 年的头几个月内，他从公司拿到了三十张优惠券，其中六张给了格雷夫斯。每张优惠券可免费兑换一个月用量的止痛药，这个药量大到足够让患者对阿片类药物产生严重依赖甚至上瘾。后来杜利昂在另一个医生的诊室里无意听到别人聊天，由此猜测格雷夫斯可能在用奥施奥定优惠券赚钱。当时两名候诊的患者正在聊街头能买到哪些药，提起了格雷夫斯，说他有个推销长途电话服务的副业，只要患者买了这个电话套餐，就能从格雷夫斯手里收到优惠券，"想拿多少奥施康定都不花钱"。杜利昂还作证说这两名患者聊到了奥施康定广受嗑药者欢迎。其中一人说："现在街头排第一的是快克可卡因（crack cocaine），人称'恶魔丁丁'，第二就是奥施康定，也叫'恶魔蛋蛋'。"

1999 年中，加州医生弗兰克·费希尔出狱，因为他的控罪从谋杀降级成了过失杀人。（后来他的重罪指控被全部撤销，2004 年的一次庭审后，他被无罪开释，相关轻罪指控也被撤销。）费希尔仍对奥施康定的价值坚信不疑，出狱后不久便参加了普渡资助的一场疼痛管理讲座。

多年以后他曾回忆，听到普渡的演说者反复强调，奥施康定靠它的缓释技术不会让人成瘾，他都惊呆了。费希尔说："在场的所有护士都在发笑。"他说这件事惹恼了他，于是他就给普渡总部打电话，电话转接了戴维·哈多克斯，当时他刚到普渡任职。费希尔说他重述了演说者的陈词，还记得自己说："戴维，你明白你们的演说人讲给大家听的可不是事实。"

费希尔说哈多克斯通话时听起来十分担心，还说这位普渡经理特意询问了那个演说人姓甚名谁。费希尔始终不清楚他的投诉最终是怎么处理的，甚至有没有得到过处理都是问题，总之哈多克斯从没回复过他。

后来哈多克斯对奥施康定滥用问题的早期报道貌似一笔带过，轻描淡写地说它们不过是"毛毛雨"。但实情并非如此。随着时间推移产生了新的证据，它们表明在 1999 年底，早在普渡高管参加国会听证会之前很久，哈多克斯就曾秘密敦促他们尽快制定方案，应对愈演愈烈的奥施康定滥用危机。普渡对他的呼吁依旧置若罔闻，就像之前无视任何警告一样。

第九章

死亡清点

2002 年新年来临，普渡深陷危机。联邦官员如劳拉·内格尔等人对它展开严密调查，州级官员也紧盯不放。新闻媒体仍在紧锣密鼓地对公司盘根究底，还有越来越多的患者声称对奥施康定成瘾，并委托了律师起诉普渡。

这家公司陷入了创办五十年以来前所未有的巨大争议。可随着 2002 年继续推进，普渡开始运用萨克勒兄弟长期采用的各种工具和手段，渐渐翻盘：公司利用金钱、职位和其他各种好处，笼络、影响或战胜那些挑它毛病的人，还有可能的对手。

普渡的"美元花车"引来的第一批乘客包括缅因州联邦检察官杰伊·麦克洛斯基，他是第一个向医务界警示奥施康定危害性的联邦官员。2001 年麦克洛斯基刚一辞去检察官的工作，就立刻开始为普渡处理法律业务。事实上，有证据表明他还担任公职时，曾联络过普渡商讨未来的工作事宜。普渡 2001 年 3 月的一则内部备忘录显示，公司启动了一系列措施努力应对奥施康定危机，其中包括约见公务人员。备忘录写道：

a）麦克洛斯基要离职，所以总检（缅因州总检察长）想接手我们的关系（作为奥施康定问题的协调人）。RH（罗宾·霍根，普渡首席公关主管）将致电约见。

b）我们到缅因州时将设法安排与麦克洛斯基的跟进约见。他打过电话为自己新的律师工作找生意。

c）3月8日新闻发布防篡改处方笺计划；麦克洛斯基准备好回答提问，并赞赏PPLP（普渡制药）的提案"择善而为"。

多年后，麦克洛斯基激烈反驳[1]任何人指称他在卸任联邦检察官之前就联系普渡找工作的说法。但他不是普渡雇的唯一一位前任公务人员。公司很快雇用了一大批DEA前任探员和地方警官，主要来自弗吉尼亚等严重滥用奥施康定的几个州。普渡大笔扔钱给代表地方探员及联邦缉毒探员的各种组织，其中包括国家药物流转调查员协会。普渡高管戴维·哈多克斯出席了该协会2001年年会，给与会者放了许多新闻报道的幻灯片，并声称这些报道过度夸大了奥施康定问题的规模及药物的成瘾性。某与会者给同事递了张纸条："这就像是菲利普·莫里斯（Philip Morris）*在说抽烟不会引发癌症。"

不管是代表医生还是代表警察，这些专业组织都愿意相信企业捐资不会影响自己的政策立场和公共立场。但是欣然用普渡的钱办年会、吃大餐的各家组织好像从未意识到，这

* 美国烟草大亨。——译者注

些献金多么深重地腐蚀了一家机构的使命。

国家管制物品管理局全国协会（NASCSA）是代表州级药品管制人员的组织，他们在 2000 年的年会上听到一个紧急呼吁，要采取行动应对一场迫在眉睫的阿片类药物危机。纽约州的官员约翰·伊迪（John Eadie）告诉同僚，联邦数据显示，年轻人正用合法阿片类药物花样翻新地百般尝试，再不采取行动就会出现新一代的嗑药者，处方麻醉剂也会遭受执法重创，由此损害到疼痛患者的需求。伊迪警告说，如果这种情况"没有尽快得到控制"，有很大的风险殃及"人数众多的儿童和年轻人，使之发生意外、染上毒瘾、用药过量，甚至丧命"。

但两年后，NASCSA 已受了普渡的资助，在年会上向会员传递的消息就完全变了味道。主题从公共健康变成了企业导向和形象塑造。那年的演讲嘉宾是受雇于普渡的"危机管控"专家埃里克·德曾霍尔（Eric Dezenhall），他为取悦台下的安全监管人员而作的讲演题为"谁能幸免于媒体刀笔及其原因"。

及至 2002 年，阿特·范·泽警告公众小心奥施康定的努力已经付诸东流。那次他在李郡高中发起公民请愿，提请 FDA 召回奥施康定，却没能在李郡之外引起什么反响，最终只收集到了 8 500 个签名。他还搭建了网页宣传争取召回药物的活动，在此期间也备受质疑。有人给他发了电子邮件："你真的是医生吗？真是医生你最好也别干了。我连我家的狗都不会送去给你治。"

2002 年 2 月，参议院小组在听证会上对到场作证的范·泽也态度冷淡。范·泽和苏·埃拉一起开车从弗吉尼亚州西部千里迢迢前往首都，漫长旅途中，他一直在排练自己的证词。他一遍遍问苏·埃拉："我要说哪些最重要的要点？我只有五分钟时间。我该说哪三个最重要的观点？"

走进参议院听证会时，他穿着自己唯一的一套西装，打了一条色彩鲜艳的杰里·加西亚牌领带，这是他母亲送的礼物。几位同样要作证的普渡高管已经到场，保罗·戈登海姆医生也在其列。范·泽最先作证，直率地告诉听证会小组，应该要求普渡召回奥施康定，更改配方以避免成瘾。

他说："首先，可以明显看出有医师误开、多开该药的问题存在。其次，这场到处蔓延的灾祸已经成为一个恶性指标，证明了全社会对处方药的滥用到了何等惊人的程度。第三，也许……也是与本委员会以及 FDA 最直接相关的，就是普渡制药营销推广奥施康定的行为对这一问题负主要责任。"

参议院小组的成员立刻向范·泽明确表示，他们无意进一步采取措施限制该药。普渡故乡康涅狄格州的参议员克里斯托弗·多德（Christopher Dodd）开始严厉质询范·泽，要求他提供证据证明普渡对奥施康定的推销确实加剧了奥施康定滥用危机。他还指出，在奥施康定出现之前很久，李郡这种地方的处方止痛药滥用问题早已根深蒂固了。

多德的言论与普渡高管捍卫奥施康定及其营销策略所用的论点如出一辙。这没啥稀奇，因为在听证会开始前数周，这位康涅狄格州的民主党参议员就见过霍华德·尤德尔及其他普渡高管了。见面后尤德尔在给多德的信中说，普渡"没有理由预判"奥施康定会被滥用，因为普渡并未发现该药的前身美施康定出现过任何明显的滥用问题。

针对多德的质询，范·泽回答说，虽然他没有数据来佐证自己的观点，但如果一家制药公司在有药物滥用史的地区大力推销某种麻醉剂，凭常识也应该想到"这会是个商业成功加上公共健康问题的配方"。同年稍后，多德从普渡的政治活动委员会拿到了一万美元[2]的竞选献金，比普渡同一年给其他任何一名议员的钱多十倍。

普渡在法庭上重施故伎，像摆平国会的反对意见一样应对自如。为了在日渐增多的奥施康定讼案中为自家辩护，公司雇用了全美最大的两家律所，金－斯波尔丁律师事务所和查德本－帕克律师事务所。两家律所都名声赫赫，专业能力优异，经验也超群。

对抗普渡时，控方律师需要面对的难题还包括自己的委托人。大多数原告在对奥施康定上瘾前，都曾滥用过其他药物，于是控方律师几乎不可能证明，普渡要对他们的成瘾问题负责。起诉普渡的控案被驳回几成常规，每次普渡都要发布一篇新闻稿耀武扬威，庆贺胜利。

普渡首席律师霍华德·尤德尔表示："这些诉讼被驳回大大加强了我们的决心，一定要全力辩护对抗到底。我们还没在任何一桩讼案中做庭外和解，一桩都没有。想带委托人来赚一把快钱的人身伤害案律师，今后也一样会败兴而归。"

2002 年的某次演讲中，公司的首席发言人罗宾·霍根向他的公关高管同行们详细讲述了普渡经受这场风暴的历程。霍根打蝴蝶领结的品位让他外表像个高龄预科生，他说："我必须承认，危机出现的头一年里，我们公司简直就是砧板上的鱼肉，[3] 疲于应对、头晕眼花。我们不停地说，哦，请看科学，请看数据，请读文献。我们还试图引证科学观点来辩解，可事态已经变成了一场政治斗争。我们只能转换策略，多用政治顾问来应对。"

接着霍根开始吊听众的胃口，透露普渡即将宣布在公司的顾问花名册里新增一位政治明星。他说："今天我还不能公布他的身份，但有一位声名远播的政治明星将加入我们的战壕。现在我只能透露这么多，因为这牵涉政治问题。我们总希望在这个世界上能有个角落是科学取胜、真理取胜，不幸的是，现实并非如此。事实上，成功得靠马基雅维利*般的政治手段，所以我们要向这个方向努力。"

他口中的"明星"就是纽约前任市长，鲁道夫·W. 朱利安尼（Rudolph W. Giuliani）[4]。"9·11"事件发生之前，朱利安尼在政界的确有个"权谋政客"的名声。而此后，他领导遭受重创的城市重回正轨时展现出的坚毅果决改变了这种印象，连骂他最凶的人都转而夸赞他。2002 年有人推测他会谋求更高职位，但他决定立刻变现新到手的荣名，于是成立了朱利安尼合伙股份有限公司（Giuliani Partners）提供咨询服务。朱

---

* 马基雅维利(1469—1527)，意大利政治思想家，代表作有《君主论》等。他的政治手段被简单归结为玩弄权术与谋略，人们引用他时经常意指利用他人，无视道德，为达目的不择手段。——译者注

利安尼利用自己维持多年的精明顽强的联邦检察官形象，自我塑造成可供企业雇用的"清洁先生"。他的客户有深陷账务丑闻的通讯巨头世通公司*，有操纵投标、争议缠身的全国纯种赛马协会，还有被控误导投资人的华尔街大户美林证券公司**。现在他要帮普渡蹚过奥施康定危机。朱利安尼合伙公司没有披露收费额，但这位前任市长的服务绝对不便宜。巡回演讲中，他的一次宴后演说就要价十万美元。

2002 年，朱利安尼刚从前列腺癌的治疗中康复，于是在公开谈及普渡时，他总会用到作为患者的亲身体验。

朱利安尼说："眼下有上千万美国人正在忍受无休无止的疼痛。我们必须想办法保证这些虚弱受苦的人得到合适的处方止痛药，同时努力防止这些关键药物被滥用或转手。"

朱利安尼的政治人脉很快也被普渡大加利用。伯纳德·凯里克（Bernard Kerik）是纽约市前任警察局长，后来也追随老上司的脚步进了商界。朱利安尼受雇不久，就和伯纳德·凯里克一起联系了 DEA 局长阿萨·哈钦森（Asa Hutchinson）。DEA当时正深入调查劳拉·内格尔牵头的那个质询，同时还在调查普渡在新泽西一家分厂的奥施康定失窃案，而凯里克恰是受命去加强该厂安保措施的人。

凯里克后来因为税务欺诈入狱服刑，不过这是后话。当时凯里克告诉一名记者说："市长和我刚刚见过 DEA 局长阿

---

　　* WorldCom 曾是美国第二大长途电话公司，仅次于 AT & T。——译者注

　　** Merrill Lynch 成立于 1914 年，总部在纽约，曾是世界领先的金融管理咨询公司之一。——译者注

萨·哈钦森[5]、他的手下，还有普渡的人员。我们不希望普渡最终落到被法院接管的地步或是关门大吉。我希望看到的结果是为制药业树立安全模范标准。"

朱利安尼和阿肯色州前任参议员哈钦森之间的接触日益频繁，此事在 DEA 内部引起了恐慌。DEA 行政长官直接介入对一家制药商的官方调查实属罕见。司法部处理案件时会听取 DEA 查案外勤官员的意见。可朱利安尼一掺和进来，DEA 对那家普渡分厂的调查节奏便慢了下来，因为哈钦森会召集属下，要求他们解释继续调查的理由。

不过哈钦森并没有干扰劳拉·内格尔的调查。2002 年春天，DEA 一名药理学家交给她一份报告，内容恰恰是她想扔在普渡头上的炸弹。此前各地法医应 DEA 要求，分别送来了羟考酮过量致死案例的报告，总数多达 1 300 份，而这名药理学家戴维·高文（David Gauvin）就窝在自己狭小的格子间里好几个月，细细筛查上述死亡报告。高文在 1 300 份死亡报告中筛除了 350 份，因为它们的牢靠程度不够，不足以支持他的分析。他从其余 950 份报告中提取数据，看看在用药过量丧生者的尸检及毒物检测中，所发现的羟考酮有多大比率来源于奥施康定。

内格尔本来就猜这个比例会很高，但高文的发现甚至超出了她的预期。他的分析表明，在他查阅的全部过量致死的样本中，奥施康定绝对或至少是非常可能牵涉到了其中半数案例。为了得出这个数据结论，他将死亡案例分了组。一组叫"确认奥施康定"，都是在尸检报告或警方记录中发现证据，尸体身边出现了奥施康定片或奥施康定处方；另一组叫作"疑似奥施康定"，这些案例是在毒物检测中发现了羟考酮，而未发现阿司匹林或对乙酰氨基酚。后两种是传统止痛药中也会含有的非处方止痛成分，而奥施康定中却没有。他筛查的所有案例中，有145例也就是大约15%属于"确认奥施康定"；还有318例即大约34%属于"疑似奥施康定"。

这组统计数据令人警醒，但内格尔最震惊的还是高文的另一个结论。她相信，该结论能彻底扭转关于奥施康定的所有争论。在处理奥施康定滥用危机时，普渡高管一直坚称，如果患者谨遵医嘱服用该止痛药就没有风险。可高文却从研究中发现，即使在按医嘱服用奥施康定的患者中，也出现了用药过量致死的现象。

他这个发现的依据是，验尸报告显示，用药过量的死者的身体系统里通常含有多种不同的处方药。这种现象并不罕见。罕见的是用药过量致死仅涉及单独某种药物，且单一药物致死通常说明死者是大量使用某种药物自杀。引起高文注意的是验尸报告中出现的致死药物的特定组合。在他查阅过的用药过量致死案例中，许多死者的血液里都发现了镇静剂和抗抑郁药物的痕迹。高文知道医生经常会给服用羟考酮的疼痛患者开这些药以缓解病人的焦虑，在他看来，发现这两种药意味着患者在过量服用奥施康定。内格尔认为这个发现极度重要，于是 DEA 立刻发布新闻稿，概述了高文的发现及其对患者的明显意义。新闻稿中说：

拿到食品药品管理局官方批准的标准奥施康定处方的一名"正常"患者却有可能同时使用其他多种药物。针对"慢性疼痛"患者的一种常见治疗方案是在服用阿片类药物时配上镇静剂,而这种治疗方案的设计会导致多种药物混服。了解这些,就不会奇怪在许多因奥施康定致死的案例中,还发现伴有其他多种药物的毒性。但这并未削弱奥施康定在这些死亡案例中起到的重大作用。

内格尔确信,面对 DEA 提供的数据,FDA 官员也只好加强应对举措。但当普渡高管和 FDA 官员来她的办公室查看这项研究时,内格尔的这颗"炸弹"却只炸到了她自己。

普渡高管很快驳斥了高文得出的结论,认为这些数据不足以从科学角度证明疼痛患者正在过量用药。相反,他们指出,嗑药者经常同时混服多种药物获取快感,而将佳乐定之类的镇静剂与奥施康定混服的组合尤为常见。FDA 的与会领导辛西娅·麦科米克博士对此表示同意,并补充说 DEA 所审阅的死亡报告内容模棱两可,据此对奥施康定的安全性下任何定论都不够给力。另一位 FDA 官员总结道:"我们不认为有什么值得恐慌的。"⁶

内格尔顿感束手无措。作为警察,她简单看待这些死亡数据,但由数据构成的图景确实晦暗不明。多年以后,终于证实高文的一些发现是准确的,阿片类药物和镇静剂混合服用确实会对疼痛患者和嗑药者同样致命,但在 2002 年他确实是在数据不足以支持的前提下跳跃到了这个结论。内格尔后来说：“那真是我这辈子最糟糕的一天。”

很快，普渡的利润和奥施康定的销售所面临的另一个威胁也销声匿迹，这一回多亏了佛罗里达州的联邦总检察官鲍勃·巴特沃思（Bob Butterworth），他喜欢批判企业，擅用权术，雄心勃勃。2001 年，佛罗里达州恰是奥施康定危机的震中所在，巴特沃思宣布对普渡展开调查，目的有二。巴特沃思扬言，目的之一是要判断普渡有没有不当推广奥施康定。目的之二则是判断普渡高管有没有说谎，因为他们在国会声称 2000 年初才首次得知奥施康定滥用问题。巴特沃思说，促使他展开调查的原因是佛罗里达州出现了大量与奥施康定有关的致死案例。他告诉《南佛罗里达太阳哨兵报》（*South Florida Sun Sentinel*）说：“我介入此事首先是因为看到了法医提交的致死案例的报告，就那么抓住了你的注意力。”

巴特沃思本会成为普渡的劲敌。几年前全国各州总检察官对烟草业发起了法律攻势，巴特沃思就是其间的中坚力量。但这次，巴特沃思的调查昙花一现，黯淡无光。巴特沃思手下的检察官弄到了一份名单，上面大约有 100 名普渡前任现任销售代表，都可在此次调查中充当关键证人。但巴特沃思手下的一名州属调查员仅正式询问了其中一名销售代表威廉·格格利（William Gergely），此人曾是普渡在西弗吉尼亚州和宾夕法尼亚州的地区销售经理。格格利在 2000 年因同事投诉其性骚扰已被普渡开除。在本次询问中，格格利提供的信息可能是爆炸性的，他说普渡两名营销高管曾在某次药代会议上形容奥施康定"无成瘾性"，还解释说药厂资助的周末疼痛管理研讨会其实就是"公费旅游"，普渡不过是借此招募医生，付钱让他们推销奥施康定。

但巴特沃思的调查到此便匆匆画了句号。由于任期限制，他无法继续连任佛罗里达州总检察官一职，因此决定去竞选州议员。选举临近，他不得不结束所有公开调查，既因为结案可以为他赢得政治利益，也是要防止下一任总检察官出面停止调查。2002 年 11 月，佛州开始选举投票前仅四天，巴特沃思和普渡联合宣布达成协议，结束佛州官方的调查。普渡许诺给佛罗里达州二百万美元，资助佛州建立处方监控系统。作为交换，巴特沃思的调查 [7] 结案。几天后，巴特沃思在选举中完败于对手。

不久之后，2003 年元旦那天，林赛·迈尔斯躺在田纳西州约翰逊市的一间病房里忍痛尖叫。几小时后，她诞下了一名男婴。孩子十分健康，出生体重大约三公斤，大名叫布伦南，不过林赛和简都叫他的中间名"凯尔"。简意识到得负责照顾孩子，在自己的卧室里摆好了婴儿床、更衣台和不少玩具，并带着外孙回到了彭宁顿加普。

凯尔出生前的几个月对林赛和她父母来说都是一段无边的黑暗。她又开始复吸奥施康定，而且她一直在偷刷父亲的信用卡给朋友的车加油，然后再用他们偿还的现金去买药。

林赛曾经考虑过堕胎，甚至在附近的堕胎诊所预约了好几次，但从来没赴诊。她的药量伴随着对分娩的惧怕与日俱增。当地的戒瘾顾问拉里·拉文德曾陪林赛戒瘾好几个月，他担心她会送命。她的父母也陷入了恐慌。拉文德对简和约翰尼提议，考虑到林赛的情况很不稳定，也许在临盆前，让她长期住院治疗才是最好的选择。在林赛父母的许可下，拉文德为林赛在田纳西州查塔努加找到了一家可收容孕妇的戒瘾机构。

简和约翰尼开车送林赛去了诊所，医生建议林赛在分娩前持续使用美沙酮。这是一种标准疗法，用来避免孕妇分娩前遭受戒断反应。但简生怕林赛的孩子一生下来就对阿片类药物成瘾，于是决定带她回彭宁顿加普。

此时林赛已经有了新男友，而且两人已经同居。这天简来看望林赛，林赛的男友告诉简，几小时前林赛刚刚因为在当地一家沃尔玛偷盗小瓶喷鼻剂被捕。被保释后，林赛依旧靠偷东西换钱买药。家里的贵重首饰开始一件件消失，包括林赛父亲的碎钻戒指、她哥哥的金链子和她妈妈的祖母绿镶钻戒指。

拉里·拉文德听说林赛在当地一家音像店典当首饰，他将此事转告简，她就去当铺花钱赎回首饰。林赛的父母给了她两个选择，孩子生下来以后，林赛要么长期入院接受治疗，要么他们就以盗窃家中珠宝的罪名起诉她。

凯尔出生后几周，林赛离家去了黑兹登诊所，这是明尼苏达州有名的戒瘾治疗中心。经过一个月的成功治疗，林赛搬去了亚利桑那州凤凰城，住进了那里的中途康复站。和母亲通电话时，林赛就在考虑是该回李郡，还是该带着凯尔去别的地方开始新生活。

几个月后，林赛回家看望凯尔和父母。她似乎恢复得很好，但她跟母亲说，至少暂时还没法独立照顾凯尔。她要回凤凰城工作，而且每天晚上都要参加戒瘾咨询聚会，秋天她还想进大学。她对母亲说，要兼顾这么多事情，再做个单身母亲就太累了。

约翰尼答应开她的吉普送她回亚利桑那州。简并不相信林赛真会去，但她和约翰尼已经准备走法律程序正式收养凯尔。林赛收拾行李时，简一直在等女儿开口说又改了主意。行李收拾完了，约翰尼帮她把行李拎上车。简听着汽车启动，向山下开去，离家越来越远。她一直在等那辆车掉头回来，最终没有等到。

几个月来，普渡高管一直在庆祝劳拉·内格尔和阿特·范·泽这些批评者和对手或是半途而废，或是被它的公关机器彻底碾压。但在 2002 年 12 月，普渡高管接到了噩耗。它收到了一张传票，弗吉尼亚州西区联邦检察官办公室通知普渡，司法部已正式立案调查普渡推销奥施康定的行为。检察官办公室在罗阿诺克，也就是医保调查员格雷戈里·伍德工作的地方。

过去几个月来，有两位美国助理检察官开始像格雷戈里·伍德一样留意到普渡销售代表为销售奥施康定所做的虚假陈述，他们也开始怀疑，这些营销攻势是不是由普渡高层精心策划的。这两位检察官分别是粗壮敦实的前海军陆战队员里克·芒卡斯尔（Rick Mountcastle）和高挑阴郁的兰迪·拉姆赛耶（Randy Ramseyer），都任职于罗阿诺克的联邦检察官办公总部的附设分部，他们的办公地点在弗吉尼亚州阿宾顿，这个古色古香的小镇位于阿巴拉契亚山脚的丘陵地带，离总部向西大约二百公里。他们的办公室在阿宾顿小小的一排商业街上，转过街角那座联邦法院的整洁砖楼，就是阿宾顿的主街。

普渡开始营销奥施康定这些年来，芒卡斯尔、拉姆赛耶和其他执法官员一样，亲眼见证了自己经手的各类案件发生着巨大的变化。及至 2001 年，包括抢劫、诈骗、袭击和"药片工厂"等，几乎所有案件都和普渡这款药有着千丝万缕的联系。

2002 年底，就在鲍勃·巴特沃思结束调查之前不久，他手下的州级助理检察官乔迪·柯林斯（Jody Collins）曾致信普渡的一名律师，要求他们提供相关文件回答巴特沃思提出的一个关键问题：普渡首次得知奥施康定滥用问题是在几时，又采取了什么应对措施？由于佛罗里达州的调查以和解结案，柯林斯的问题从未得到回答。芒卡斯尔和拉姆赛耶打算接着寻找答案。

第十章

一场清算

2007 年 5 月 10 日破晓，天空明亮湛蓝，一趟小镇专列开进了阿巴拉契亚煤矿区。2007 年的小镇，宜人的主街各处点缀着经过修复的殖民时期住屋，还有一些地标性建筑，比如大萧条时期建起的易货剧院，当地农夫买一张门票，就可以进去摆摊做易货生意。距易货剧院不远是另一座历史地标，一幢优雅的大型府邸，曾是庄严的玛莎华盛顿女子学院，现在改成了玛莎华盛顿旅店。5 月那天清晨，三位普渡高管迈克尔·弗里德曼、霍华德·尤德尔和保罗·戈登海姆医生走出这座建筑，迎来了他们从不相信会来临的清算日。

自从奥施康定在李郡这种地方留下烙印，至今已经过去了八年。自那时起，奥施康定及其滥用席卷全美，造成了数千人的伤亡。奥施康定受害人的阶层也参差不齐，不仅有美国乡下人，还有城市居民、富人和名流。保守派电台评论员拉什·林博（Rush Limbaugh）喜欢批评吸毒者软弱无能、道德沦丧，然而 2003 年他承认，自己也染上了奥施康定药瘾。

合法阿片类药物过量致死案例还在以惊人速度攀升，显然与医生开出的处方量同步增长。"止痛大战"依然如火如茶。2001 年，制定医院规范的组织"医保组织认证联合委员会"（Joint Commission on the Accreditation of Healthcare Organizations）宣布，将疼痛定为"第五生命体征"。该规定要求医务人员有义务询问患者的疼痛等级并加以治疗，通常使用阿片类药物。普渡等企业和阿片类药物鼓吹者随即又开始多方游说。求医的患者还收到了调查表要给医生打分，评判医生对疼痛的治疗是否充足，于是促使医生多开止痛药。

不过奥施康定引发的公共争议也吓退了一些医生，他们便转用其他药，比如美沙酮，这种药既被用来治疗毒瘾，又是处方止痛药。但美沙酮也可能致死，对不懂其药理的人来说尤其危险。美沙酮无法像羟考酮一样马上让人嗨起来，而且在人体内留存的时间要长很多，没有经验的嗑药者为得到迅捷的欣悦感会不断加药，最终用药过量。随着对止痛药的需求增加，含羟考酮或氢可酮的药片制药商开始向暴发过奥施康定滥用的热点地区大批量送货。看到美国对阿片类药物的胃口越来越大，墨西哥毒枭也开始大量制造低成本海洛因运入美国。

阿片类药物泛滥成灾，规模不断扩大，可联邦官员和美国医学会之类的专业组织却没做什么去力挽狂澜。即使是疼痛治疗专家为保护病人和公众健康提出的合理建议也遭到无视，甚至是反对。其中一条专家建议是要求医生必须接受数小时的强制培训，学会如何处方奥施康定之类成瘾性最强的药物。2001 年，FDA 出台新规，要求有意使用戒瘾新药丁丙诺啡（Buprenorphine）的医生必须接受简易培训。疼痛专家纳撒尼尔·保罗·卡茨博士（Dr. Nathaniel Paul Katz）[1] 认为这实在荒唐，医生要处方一种戒瘾药就必须接受培训，但要处方一种可能成瘾的药物，却只需填写简单申请去拿 DEA 的许可证。卡茨当过 FDA 顾问，多年来一直力主出台规定，要求医生在获准处方最强效麻醉剂前，必须经受强制培训。但 FDA 官员从未支持过这条建议，而且美国医学会也坚决反对，认为给医生造成了不便。

在这场乱局中，普渡及其高管一直坚称，他们从无行为过失，而且公司的目标始终如一，只为疼痛患者的利益服务。但这场戏快演完了。

2002 年 12 月向普渡发出第一张传票后，里克·芒卡斯尔、兰迪·拉姆赛耶和一队联邦检察官、调查员一起，耗时四年深挖了一遍普渡内部的数千封电子邮件、记录文档等。他们传唤了数十名曾在普渡任职的销售代表、营销高管、研究人员、医务官和药剂师来到阿宾顿法院，在联邦大陪审团面前宣誓作证。为患者开过奥施康定处方的医生和按方抓药的药剂师向大陪审团描述了自己是如何发现普渡销售代表关于奥施康定的宣称其实是错的。一些现任 FDA 官员也出庭作证，讲述普渡对 FDA 透露过哪些，又有哪些信息始终被秘而不宣。

印第安纳州医生[2] 斯蒂芬·L. 贝克（Stephen L. Baker）在大陪审团面前作证说，某普渡药代告诉他奥施康定是缓释药，所以比扑热息痛之类药物安全，而且成瘾者一旦注射该药会导致中风和心脏病发作。印第安纳州的另一名医生回忆了普渡药代怎么催他让患者停服已经见效的其他药物，改用奥施康定，因为它"更清白，更不易成瘾"。2000 年 6 月他还收到那个药代的信，声称用奥施康定之类强效阿片类药物医治患者，致瘾风险率甚至不到 1%，这个毫无来由的数据也是戴维·哈多克斯喜欢引用的。

最早暴发奥施康定滥用的地区之一是弗吉尼亚州塔兹韦尔郡。马克·罗斯（Mark Ross）³ 曾在该地区做销售代表。他在大陪审团的一次秘密聆讯中作证说，自己曾反复提醒上级，当地医生的候诊室里坐满了很明显是想来弄药的人和瘾君子。罗斯自辩道，普渡的上司对他说，拿薪水是去卖药的，不用他判断一个医生是否在开"药片工厂"。

检方还传唤了南卡罗来纳州默特尔海滩的销售主管，当地那家问题诊所已于 2001 年的年中被 DEA 查封。普渡曾说当地的奥施康定处方量猛涨是因为那是老龄化地区。但公司销售主管们在证词中承认，他们早就怀疑那家诊所是"药片工厂"，也非常清楚州级官员已经吊销了诊所老板戴维·M. 伍德沃德博士（Dr. David M. Woodward）的行医执照。伍德沃德转而指点他手下雇的医生照样处方奥施康定，而普渡有一名地区经理仍在建议伍德沃德接受培训，收钱为普渡代言。另一位医生发现在某次普渡资助的研讨会上自己被安排与伍德沃德相继发言，就干脆拒绝参会，据一位销售主管的证词说，这位医生说伍德沃德就是个用药跟患者交换性行为的"反社会人格"。伍德沃德的诊所被 DEA 查封两年以后，他本人也被判入狱服刑十五年。

拉姆赛耶和芒卡斯尔领导的团队一心一意地调查奥施康

定一案，其中有段时间，拉姆赛耶被诊断出癌症，暂时离队接受治疗，随后又回归调查。调查要求他们全力投入，以至于司法部不得不临时调派弗吉尼亚州的检察官来代理阿宾顿法庭的其他案件，因为联邦律师都被奥施康定的调查工作缠住抽不开身。其中一位代理检察官来自塔兹韦尔郡，名叫丹尼斯·李（Dennis Lee），2000 年他见过普渡高管，警告他们奥施康定给当地带来了毁灭性破坏。李不知道的是，就在那次见面前后，普渡销售经理正指示马克·罗斯，睁一只眼闭一只眼，别去在意塔兹韦尔郡的医生开奥施康定给找药的人和瘾君子的迹象。

联邦检察官在查阅传召来的普渡文件时，还揭穿了该公司曾用错误数据来应对奥施康定销售面临的最大障碍，也就是医生对该药可能成瘾的担忧。相关信息有些收在一份图表里，急切的销售代表用这张图表来说服医生：奥施康定的血药浓度比传统麻醉剂更稳定，所以不会同样产生欣悦感。FDA 通知过普渡那些数据纯属捏造，但普渡训练销售代表时还是照常使用。

检察官还从其他案例中发现，普渡向监管机构隐瞒了信息。此事牵涉到普渡刚刚开始生产奥施康定时 FDA 批准它做出的另一则声明：每天以较低剂量服用该药 60 毫克的患者可以立即停药，不会遭受阿片类药物戒断导致的焦虑和不适感。这则声明变成了普渡药代的又一利器，用来让医生不再担心奥施康定可能导致患者严重依赖药物或成瘾。

FDA 批准这则声明的依据是，普渡资助的一项研究报告[4]

说，这类患者"没有表现出明显的戒断症状"。但检方发现，及至 2000 年，普渡已开始接到低药量患者的电话投诉，说自己正经历严重的戒断反应。很快，普渡管理层就在频繁互发电子邮件，讨论如果那项研究的结论有误，"风险管控"该当如何。

2001 年，普渡某研究人员调查了该研究的基础数据后得出结论：25% 的患者显示出与戒断反应相符的症状。其后，普渡医学部开始在接到医生来电时，会建议对方给患者缓慢停服奥施康定，以避免出现戒断反应。但检方发现普渡的内部电邮显示，公司允许销售代表向医生提供那项不准确的研究结果，而且显然是在高管的赞许之下。2003 年普渡法务部门一名高官写的一封电邮表明，迈克尔·弗里德曼、霍华德·尤德尔和保罗·戈登海姆是赞同该决定的。电邮中写道："霍华德、迈克尔和保罗同意，[5] 我们的销售人员可以低调地扩散下附的两篇文献。留下文件时不要做重点画线，不要在研讨会及销售展位上派发，但可以在单独面见医师时以恰当的方式使用。"

同时，普渡另有一些内部电邮显示，医务部管理层有人认为公司有必要告知 FDA 出现戒断反应的问题，电邮中询问"我们是不是要说：亲爱的监管当局，我们认为每日服药剂量 20 至 60 毫克的患者骤然停药并无戒断反应风险的说法不够准确"。一名普渡研究人员写道："我们认为更审慎的医嘱应是逐渐减量。"他又补充道："又及，如果我们发现递交的某篇研究报告出错，首要任务是修改完并递交修正报告。"在大陪审团庭审的证词中，FDA 官员表示该局从未收到过修正报告。

调查期间，检方还发现一些电邮显示，普渡高管得知奥施康定到处被滥用比他们承认的时点要早得多。他们还听说，曾在霍华德·尤德尔手下为普渡法务部工作的一名前任员工可以提供目击证人陈述。

介绍检方认识那名女员工莫琳·萨拉（Maureen Sara）的是专攻产品责任案的保罗·汉利（Paul Hanly），他目前在当原告代理律师。及至 2005 年，汉利和他在纽约的执业搭档已经在处理一大堆起诉普渡的案子。萨拉就是他们的委托人之一，她因车祸导致背部受伤，在治疗中开始对奥施康定成瘾。

萨拉在与汉利面谈时记起了一件事，对尤德尔和其他普渡高管来说，此事可能会在法律意义上招灾惹祸。她说，20世纪 90 年代末她在普渡给尤德尔打工时，尤德尔让她上网找找吸毒者爱去的聊天室，看看他们有没有在聊奥施康定。那些聊天室里众人叽叽喳喳，大谈特谈碾碎奥施康定当毒品是多容易的一招。萨拉说她把这些发现告诉了尤德尔，他下令让她继续调查并写成报告。可萨拉说，当她把报告交上去时，他却命令她销毁这份文件。

萨拉并不能算个理想证人。[6] 她对奥施康定成瘾、被普渡开除，手里也没有她所说的与尤德尔往来的电子邮件。尽管如此，汉利还是联络了弗吉尼亚州的联邦检察官们。兰迪·拉姆赛耶建议他陪着萨拉去阿宾顿，她就可以在大陪审团面前作证，可这次作证之行却成了一场灾难。原定作证的前一晚，萨拉出现了戒断反应，第二天一早汉利在阿宾顿医院的急诊室找到了她，原来她是过来求医生开止痛药的。她的出庭作证被取消，汉利也灰心丧气地回到了纽约，深信自己完全是在浪费时间。但检方备忘录中引用的一些电邮能够佐证萨拉的部分回忆。比如在 1999 年 6 月，萨拉发了一封电邮给尤德尔，说她上网搜索时发现"无数讨论中谈到误用、滥用普渡药品，尤其是奥施康定"。检方说，在此一个月后，她还将俄亥俄州药物流转调查员约翰·伯克（John Burke）发给普渡的电子邮件转发给了这位普渡大律师。伯克在电邮中写道："在诊所搞药和卖药的人群当中，我亲眼看着滥用奥施康定的人数越来越多。我曾经猜想这一趋势只是暂时性的，但它显然来势汹汹。"

检方备忘录中还引用了萨拉[7]独自起诉普渡时提交的书面证词。她作证说，1999 年秋她曾发电邮给尤德尔，[8]警告他普渡计划推销 160 毫克剂量的奥施康定片可能带来悲惨后果，因为这一剂量是市售最高剂量的 2 倍。她说在电邮中写过"他们用 80 毫克都快把自己搞死了，我们为什么还要推出 160 毫克"。萨拉作证说，尤德尔收到邮件后暴跳如雷，他当时表达的大概意思是："你干吗呢？知不知道如果被人看到，我们就完了。"接着他就命令她撤回所有邮件副本并彻底销毁。

司法部对制药公司提起法律诉讼其实并不罕见。从 20 世纪 90 年代末开始，联邦检察官就经常起诉制药商，典型指控是说这些公司传播虚假广告声明，或向医生推销"标签外"用途，即用于治疗 FDA 并未批准适用的病症。（医生可以用药治疗他们认为对症的任何病状，但制药公司只能推广 FDA 批准过的用途。）

但芒卡斯尔和拉姆赛耶早在调查初期就已断定，普渡的违规程度远超典型案例。他们认为，普渡培训销售代表，让他们歪曲奥施康定可能引发滥用及成瘾的事实，此举已经构成犯罪。他们还得出结论，普渡的三名高管尤德尔、弗里德曼和戈登海姆也参与了公司的密谋，并就他们首次得知奥施康定滥用问题的时间点做了虚假陈述。2006 年过半，调查结束时，芒卡斯尔和拉姆赛耶提议对这三人提出严重指控，罪名包括阴谋欺诈美国，一旦定罪，三人必将锒铛入狱。[9]

两位检察官的上级是弗吉尼亚州西区美国联邦检察官约翰·L. 布朗利（John L. Brownlee），他支持了这一强硬决策。布朗利极具政治野心，好莱坞星探心目中的理想检察官形象就是他那个样子。他家世显赫，父亲莱斯·布朗利是越战老兵，当过陆军部长。约翰·布朗利也曾入伍，似乎注定亦步亦趋地效仿鲁迪·朱利安尼及其他美国检察官，卸任之后就投入竞选。

早在 2006 年之前，普渡律师就一直在努力说服司法部高级官员，对普渡的调查并无正当理由。举一例说，2004 年布朗利和手下的检察官团队被叫去华盛顿，去见时任美国首席总检察官助理的詹姆斯·科米（James Comey）。科米走进会议室劈头就问："你们起诉一个卖鸡的干什么？"他们向科米解释，本案起诉的是制药商普渡制药公司，不是电视广告中频频露面的养鸡大户弗兰克·普渡（Frank Perdue）。清楚这一点后，科米就鼓励布朗利团队继续调查。

2006 年夏，检察官把手头的证据和计划指控的罪名通报给普渡及其三位高管。那时普渡及其高管已经拉起了一支全明星律师团队，阵容包括：霍华德·尤德尔的代理律师，前任曼哈顿联邦检察官玛丽·乔·怀特（Mary Jo White），普渡的代理律师，经验丰富的前任联邦检察官霍华德·夏皮罗（Howard Shapiro），还有出任律师团顾问的鲁迪·朱利安尼。

辩方律师努力想要说服检方，他们的结论有误，立案采用的证据有失偏颇，一遇庭审肯定立刻瓦解。比如，2006 年 9 月的两天之内，普渡向布朗利及其团队做了长达八小时的报告，[10] 反驳控方的主张。辩方律师提供了来自几名警官和一位 FDA 高官的证词，声明他们在普渡高管声称得知奥施康定滥用问题的时点，也就是 2000 年初之前，同样不知道该药存在严重的滥用问题。辩方律师团也审查了普渡的内部电子邮件，并挑出一些给检方看，他们说这些电邮表明，缅因州检察官发布警告时，普渡的高管也大感惊讶。另外，他们还坚称普渡面对危机十分尽责地采取了行动，竭尽全力想遏制该药的滥用。

检方早料定这些人肯定会极力否认自己有意误导国会议员或其他任何人。他们也预料到辩方律师肯定会在庭上声称，[11] 普渡高管对国会所做的证词并不是想说他们完全没见过有关误用该药的任何报告，因为总难免会有人滥用随便哪种麻醉剂。反倒是他们会辩解说，普渡得到的报告并未达到"意义重大"或"异常"的程度。

但检方相信自己掌握了足够的证据，证明事实恰恰相反。

2006 年 9 月，检察官团队向约翰·布朗利呈交了一份长达一百二十页的备忘录，其中包括对各项起诉的建议，这份备忘录随即被转交给司法部审查候批。

司法部中层都支持起诉普渡高管。但普渡一方在司法部的资深官员中找到了比较同情公司方的人，其中包括布什的政治任命官员。从司法部的刑事部门主管爱丽丝·S. 费希尔（Alice S. Fisher）[12]到各级助手们都曾与辩方律师团进行过讨论，支持起诉的约翰·布朗利等官员并未与会，倒是鲁迪·朱利安尼参加了讨论，当时总统大选将至，他被公认是共和党候选人的热门人选。

10 月 11 日，距离检方计划向大陪审团提起诉讼前两周，司法部召开了重要会议，辩方律师团、爱丽丝·费希尔、约翰·布朗利和其他司法部官员全都出席了。辩方律师团再次陈词报告，与此前向布朗利团队做过的报告相差无几。但到那时显然已经有了最终决定。司法部高官明确表示，他们相信以重罪指控普渡高管并不公正。

控辩交易*很快开始。双方同意普渡将以公司名义就所谓"标签不当"的重罪指控诉请认罪答辩，并且承认多种不当行为，包括虚假推销奥施康定，说奥施康定不像传统止痛药那么容易滥用和成瘾。根据协议，三名高管将各自对"标签不

---

* 即 plea bargaining，美国的一项司法制度。据北京法院网相关资料，该制度指在法院开庭审理前，处于控诉一方的检察官和代表被告人的辩护律师可进行协商，以检察官撤销指控、降格指控或要求法官轻判为条件，换取被告人的认罪答辩。只要被告人在传讯中承认所控罪行，法官便不再召集陪审团进行听证审理，而直接判处被告人相应的刑罚。——译者注

当"的轻罪指控做认罪答辩。给几人定为轻罪并不寻常，因为凭此罪名，司法部有权援引弗里德曼、尤德尔和戈登海姆身为普渡企业高管的身份，因其下属的犯罪行为追究三人的法律责任，而检方则无须证明他们参与了相关犯罪行为，或是知情。由于三人坚称自己并无行为不当，双方还同意判三人社区服务，不用进监狱。

2006 年 10 月末，认罪协议即将签署几小时前，控辩交易差点失败。约翰·布朗利深夜接到迈克尔·J. 埃尔斯顿（Michael J. Elston）打来的电话，此人是司法部副总检察官保罗·麦克纳尔蒂（Paul McNulty）的高级助手。迈克尔在电话中硬要布朗利推迟定稿认罪协议，因为霍华德·尤德尔的律师玛丽·乔·怀特希望能宽限些时间，继续讨论。后来布朗利作证说，他告诉埃尔斯顿他这通电话十分不妥。

布朗利说："我让他滚开，他挺听话的。"

数月后，在 2007 年 5 月那个明媚的清晨，弗里德曼、尤德尔和戈登海姆走出玛莎华盛顿旅馆，没走几步就到了阿宾顿的联邦法院。法庭上，三人分别对"标签不当"的轻罪指控表示认罪。三人随即被押送到法院大楼的地下室，拍照，采指纹，然后就被释放了。普渡公司的一架飞机载着这三人飞回康涅狄格州的同时，布朗利在罗阿诺克召开了新闻发布会。他宣布，普渡同意将以公司的名义支付 6 亿美元罚款达成讼辩和解，他强调三位高管也已认罪，并同意支付 3 450 万美元的罚款。毫无疑问普渡会报销他们交的罚款，但认罪答辩就意味着三人现在有了犯罪记录，这个黑历史将让他们好多年内不能在任何一家¹³与联邦政府做生意的制药公司里当高管。可布朗利的新闻发布会刚结束，辩方律师没过几分钟就展开攻势，反驳说三位高管并无行为不当，而他们认罪答辩的罪名并未要求检方做出实际证明。

2007 年 7 月，阿宾顿的联邦法院里挤满了因奥施康定过量致死而失去孩子的父母。他们千里迢迢而来，有些甚至来自加州和佛罗里达，就为亲眼目睹法庭是否会接受认罪协议。但听证会的结果早已注定：由于缺少重大的新信息，主审法官詹姆斯·P. 琼斯（James P. Jones）势必要批准达成认罪协议。

出庭的家长们想要现身说法打动法官判处三人入狱，一个接一个站起身来，讲述他们发现儿女因奥施康定过量致死，感受着难以想象的巨大悲痛。其中有些人直接对着三位高管一吐为快。

一名家长说："你们要对这场现代瘟疫负责，它一天天在杀死我们的孩子。"

另一个说："要我说你们就是非法毒贩，不过是个大企业贩毒集团。你们造了这种毒药，宣扬它，推广它，撒谎骗人，甚至还找来以前的纽约市长为它说话。你们屠杀了我们的未来，而且还不见收手。你杀了我儿子，杀了太多人的儿子，即使此时此刻，在我说话的同时，这种杀戮也没停下。"

接着有个女人站起来，举着个小瓶子。她告诉法庭，瓶里装着她儿子的骨灰。女人哀求琼斯法官："求求你驳回认罪协议。钱对他们来说啥也不算，他们罪有应得。"

兰迪·拉姆赛耶告诉琼斯法官，司法部认为认罪协议很公正，因为这也是给其他制药企业的高管一个前车之鉴，让他们知道做事就得负责。拉姆赛耶说："据我所知，制药企业管理人员此前从未因这类行为获罪。这是开了先例，也是向制药企业高管重申，他们被要求达到更高的标准，因为他们手里的产品极有可能威胁公共安全。"

显然，起诉普渡高管的努力付诸东流让拉姆赛耶出离愤怒，他忍不住出言攻击了一下。

他说："要是普渡的律师能走上证人席，说普渡为所犯罪孽深感抱歉，然后就坐下闭嘴该有多好？要是这些人的律师能走上证人席，说他们受托保护公共安全，却辜负了重托，为此深感抱歉，然后就坐下闭嘴又该有多好？但人人都知道，那是不可能的。等我走下证人席，普渡的下一轮公关运动就又要开始了。他们会努力淡化他们已认罪答辩的罪行。他们会强辩自己做过很多好事。他们会论证，只有他们关心疼痛治疗。他们会谈起他们说过的'为阻止药物滥用及转手做出的巨大努力'，倒并不是这话与本案有任何关系，他们说的这些，都只是公关策略而已。"

拉姆赛耶一下证人席，辩方律师团立刻开始了粉饰工作，说普渡的罪过仅仅是寥寥几个不听话的销售代表一手造孽；还把弗里德曼、尤德尔和戈登海姆形容成不知情的受害者。玛丽·乔·怀特说："不论是自身行为失当，还是容忍他人行为不当，或是造成伤害、致人受伤，都违背了尤德尔先生及其人生的本意。尤德尔先生理想崇高，道德高尚，一向以最高标准严格自律。"保罗·戈登海姆已于 2004 年离开普渡，他的律师安德鲁·古德（Andrew Good）也坚守同一论调："戈登海姆博士痛苦不堪。自从这整件事发生，他就一直深陷痛苦，因为他就是这种人，无法忍受任何人因为他的行为受到任何伤害。"

当漫长的听证会临近尾声，琼斯法官发言了。他声音洪亮，向法庭表示不能判几名高管入狱，自己也心下难安。但他补充说认罪协议中的条款让他束手无策。最终他判决三名高管三年缓刑，并命令他们在药物滥用或戒瘾项目中完成四百小时的社区服务。

参加听证会的人离开法院时，外面依旧阳光灿烂。一小群与会听众自发举行了一场集会，手里高举标牌，上面贴着死去的孩子们的照片。阿特·范·泽本想去参加听证会，却因手头患者太多忙不过来未能成行。不过贝丝·戴维斯修女从彭宁顿加普开车一百二十公里赶了过去。站在法院大楼外，她心中欣慰与遗憾参半。

贝丝修女说："我们没能实现目标，但他们至少也没能全身而退。"

几周后，约翰·布朗利出现在华盛顿特区，站在一个国会委员会面前。宾夕法尼亚州资深参议员阿伦·斯佩克特（Arlen Specter）就普渡的和解协议对他进行了质询。斯佩克特曾任费城地区检察官，他认为本案中互相冲突的各种指控简直令人费解。如果普渡这家公司犯下了重罪，为何公司高管却没有入狱？

斯佩克特对布朗利说："公司无法自行动作，它没有生命。公司行为是靠人行动。所以你是说你没能确认责任人是谁吗？"

布朗利回答道："我认为公平地说，审视我们掌握的证据，作为企业实体的罪证和具体个人的罪证，得出的结论是不同的。如各位深知，企业可以因其人员的行为而被追究刑事责任。"

斯佩克特本来就对和解协议提出了批评，此时更是打断布朗利的解释，继续追问他认为指控书中存在矛盾的地方："简直是完全脱节。你要么有根据说有人故意误导，要么就没有根据。如果你有根据说有人故意误导，那是因为有具体个人的行为方式让人得出错误的结论。既然如此，我不明白你怎么能说这些具体个人并无行为不当，不该入狱。"

布朗利和斯佩克特就这个问题纠缠了好几分钟，最后布朗利道："本案中的证据经过了职业检察官和调查员的审核评估，是他们判断认为，根据本案中的证据，对普渡做出重罪指控，对高管做出严格责任轻罪指控是恰当的，我也同意他们的判断。"

言辞往来之间，斯佩克特还问布朗利，他在调查普渡期间收集的信息是否足以支持对其高管提出更严重的指控。这位检察官回答说，[14] 他只能讨论由结案导致公开的信息，因为联邦法律禁止他泄露政府调查中收集到的其他证据。

大多数证据都收在 2006 年 9 月检察官团队递交给布朗利的那份一百二十页的备忘录中。这份备忘录也详细展现了联邦调查员耗时四年调查普渡的发现过程。结案时，这份备忘录连同其中的证据也被封存，被遗忘了。多年以后它才重新浮出水面，其中有数十封普渡管理层在奥施康定危机暴露后的往来电子邮件，也包括公司高管给萨克勒家族成员的邮件。

如果当年司法部将普渡及其高管推上受审台，结果将会如何谁也不可能确切知道。但有一点十分确定，谁输谁赢的结果并不会有多大不同。

最重要的，其实是检察官们费尽千辛万苦搜集来的证据本可以昭示天下。随着阿宾顿法院展开庭审，证人就会前来作证，普渡内部文件也会呈堂作为证据。无论辩方律师团队作何辩护，令人震惊而又清晰的真相之光依然会照彻普渡的行为。这道光本可以阐明阿片类药物瘟疫的起源，还可能改变它的进程，拯救上千条将会很快流逝的生命。

第十一章

欺诈王国

2018 年，这场始于二十年前的阿片瘟疫终于引起了全美国的关注。已有超过 25 万美国人死于涉及处方止痛药的用药过量。全国各地医院的急诊室每天接诊逾千名滥用或误用这类药品的病患。麻醉类止痛药的处方量和与该类药物伴生的用药过量案例终于开始慢慢减少。但仿冒的类似芬太尼的药品迅速将用药过量死亡的总量哄抬上来了。

针对激增的死亡人数，唐纳德·J. 特朗普总统（Donald J. Trump）正式宣布阿片类药物危机成为全国紧急事件。2018 年初他宣布了一项计划，包括加强戒瘾治疗，减少阿片类药物的医学使用。在那次演讲中，特朗普还呼吁对毒贩采取更严厉的措施，包括死刑。虽然没人清楚特朗普政府打算怎么针对他们的阿片危机提案筹资，但专家承认政府官员错失时机，未能及时遏制这场瘟疫的蔓延。特朗普总统任命的 FDA 局长斯科特·戈特利布博士（Dr. Scott Gottlieb）说："我们没能先发制人，谁都没能先发制人。"

记者也在寻找这场阿片危机的始作俑者，他们找到了萨克勒家族。2017 年，《时尚先生》（*Esquire*）杂志[1]和《纽约客》

（*The New Yorker*）杂志[2]纷纷刊发长文，讲述企业巨头雷蒙德和莫蒂默兄弟通过售卖奥施康定揽金数十亿美元，为随之而来的公共卫生灾难推开了大门。文中讲到的萨克勒家族的信息其实都是些旧闻。但文章发表的时机却导致《纽约时报》去调查了全球各地的二十一家博物馆和机构，它们都曾接受过萨克勒家族名下基金的捐助，《纽约时报》问，既然所得捐助与臭名昭著的止痛药有关系，有没有打算把钱还回去。无一机构有此打算。

　　同在2017年，萨克勒三兄弟中硕果仅存的雷蒙德·萨克勒辞世，终年97岁。雷蒙德和莫蒂默现已成年的孩子有几个仍在为普渡工作甚或是执掌大权，比如理查德·萨克勒。面对新一波呼啸而至的媒体聚光灯，他们延续家族传统，不露面，不作声。不过，亚瑟·萨克勒的女儿伊丽莎白是个例外。她是艺术史学家，而且是纽约市布鲁克林博物馆的理事。此事一出她忙不迭地划清界限，说父亲给她的遗产是推销安定等药赚的钱，跟两个叔叔家里靠奥施康定赚的钱毫无关系。有个记者在报道博物馆与萨克勒家族的资金关系，她交给他一份声明，指出亚瑟1987年去世后她的两个叔叔就买走了亚瑟名下普渡制药的所有股份，那时离奥施康定上市尚有十多年。及至2017年，奥施康定的销售额超过310亿美元，但她这一支的萨克勒家族在这种药上分文未取。她说："阿片瘟疫是全国危机，而普渡制药在其中扮演的角色令我深恶痛绝。"[3]

　　尽管联邦检察官兰迪·拉姆赛耶曾经预言，普渡高管的认罪答辩将警示其他制药公司的高管端正行事，但事实并非如此。西弗吉尼亚州有家报纸说，[4] 2007 至 2012 年间，美国最大的三家处方药批发商麦克森（McKesson）、嘉德诺（Cardinal）和美源伯根（AmerisourceBergen）向该地运去了 780 万片含羟考酮或氢可酮的止痛药，而西弗吉尼亚州本来就已毒瘾成灾。这么大的药量足够让西弗吉尼亚州的男女老幼每人均分到 433 片药。同在这五年间，西弗吉尼亚州有超过 1 700 人因阿片类处方药过量致死。在阿片瘟疫愈演愈烈的情况下，制药业的政治说客还于 2016 年成功[5]推动通过了一项新法，DEA由此更难阻止疑似非法发放阿片类药物的医生和药剂师购入止痛药。

常言道，检察官会爱上自己经手的案件。而且检察官的意见也不太经常被上级修改或驳回。但司法部却决意不对普渡高管提起重罪指控，导致本次政府诉讼中最关键的问题始终悬而无解：普渡首次得知奥施康定滥用问题是在何时，公司管理层又是如何应对的？

迈克尔·弗里德曼、霍华德·尤德尔和保罗·戈登海姆在认罪答辩之前之后都一直坚称，他们听说这个问题是在 2000 年初。多年后，一位普渡发言人被问及当年检察官的指控建议时，曾提到约翰·布朗利 2007 年的参议院证词，说对这三人做出严格责任轻罪指控"是恰当的"。

但参与调查普渡的政府检察官和调查员们并不这么认为。他们坚信自己揭露了普渡的原罪，这一罪行骇人听闻、令人作呕，盖过了普渡承认撒过的所有谎言。检察官们认为，奥施康定大祸原本绝不该发生，因为普渡早在 1997 年就知道这款"神药"在被人滥用，比缅因州检察官发出警示还早三年，而普渡却一声不吭，并没提醒医生、患者或者公众。检察官团队在 2006 年呈交的备忘录中写道："虽然几名同谋者推销奥施康定的说辞是相比其他阿片类药物它更不会被滥用和转手，但早在 1997 年，他们就开始收到来自医疗服务人员和新闻媒体的报告，提示到处都有奥施康定被滥用和转手的问题。"

如果检察官们说得没错，普渡要及早发出警报该是不费吹灰之力。公司管理层大可以将他们得知的消息与监管机构和国会共享，共同决定必须采取哪些行动。多年以后，普渡本该被万众称颂阻止了一场灾难，而不是沦为遭人唾骂的造孽元凶。多年以后，本不该有人质疑萨克勒家族的财富来源，本不该有人质疑顶级博物馆该不该接受这家人的资助。

但坦诚相告当然也会有代价。如果 FDA 官员或国会早些知道奥施康定的滥用，那普渡面临的风险就是会在奥施康定大型推销攻势伊始就失去它独有的药品标签声明，也就是公司上下人人喝彩的"绝妙销售工具"。缺少了这条声明，医生看待奥施康定就会像对其他麻醉剂一样谨慎，奥施康定就不会创造数十亿利润，这种药永远别想成为雷蒙德·萨克勒所说的让普渡"一飞冲天的翅膀"。

检察官挖出来用于立案的所有证据都保存在 2006 年他们呈交给约翰·布朗利的备忘录里。而司法部驳回他们的指控意见，便将其中多数证据重新埋藏了。在备忘录中，检察官们详细罗列了他们认定普渡高管早已获知的各种信息，包括奥施康定早被滥用，它们的前身美施康定也被滥用；备忘录还详述了普渡高管在国会和其他地方做陈述时如何歪曲事实。该备忘录写道：

> 如果几名同谋者当时向国会和销售代表实言相告，说普渡至晚在 1997 年至 1998 年就已察觉美施康定和奥施康定都存在广泛的滥用和转手问题，却在明知真相的情况下继续营销奥施康定较不易成瘾、滥用、转手的特点，那么销售代表就会在医务人员面前信誉全失，而普渡的行为则有可能招致监管机构和国会更严格深入的调查。

备忘录大量引用了普渡内部的电子邮件、记录和文件，为以上判断充当证据，并首先论及公司对美施康定的不当使用知情多少。检察官认定，真实情况远比普渡高管承认的少数"零散个例"更严重。普渡内部电子邮件显示，及至 1996 年，公司就已得知嗑药者发现了如何破解美施康定的缓释技术，以便从药片中提取吗啡，注射吸毒。

比如检察官发现，1996 年 5 月，理查德·萨克勒和霍华德·尤德尔收到过一篇讨论美施康定滥用问题的医学期刊文章，题为《从缓释药剂中提取吗啡》[6]。公司档案显示同年 8 月，普渡派去负责研究美施康定滥用问题的一名科学家将自己的研究发现用电子邮件发给了萨克勒、尤德尔、迈克尔·弗里德曼、保罗·戈登海姆以及萨克勒家族的其他几名成员，包括雷蒙德和莫蒂默。

这名研究人员在电子邮件中写道[7]："我发现网上的地下毒品文化群落有几次提到过美施康定，多数是拿美施康定当吗啡来源提起。"他补充说还找到一篇学术论文，也提到"美施康定是澳大利亚吗啡滥用的来源之一"。

次年，保罗·戈登海姆收到美国一家医学期刊发表的文章的副本，[8]报称"极易从美施康定中提取吗啡用于街头吸毒"。1997年的另一封电子邮件中，普渡首席医疗官罗伯特·凯科（Robert Kaiko）向公司高管报告，说美施康定是新西兰瘾君子获取吗啡的"最常见来源"。[9]那一年，普渡高管正考虑要不要向德国监管机构提出申请，对奥施康定在当地销售只做不太严格的管控，但凯科在电子邮件中指出，公司这一主张很难立得住脚，因为普渡并没有产品滥用相关数据。他写道："我们并没有售后滥用监控系统或数据库[10]，无法据以断定不存在药物转手及滥用现象。"

到1998年，普渡会就这个问题得到更清晰的认识，因为《加拿大医学会杂志》发表了一篇研究论文并配发社论，警告说嗑药者也会搜求普渡最新的缓释药奥施康定。同年3月，霍华德·尤德尔写了一份题为"美施康定滥用"的法务备忘录，[11]呈送了涉及普渡事务的所有萨克勒家族成员。[12]这位普渡律师在备忘录中综述了加拿大报纸上刊登的几篇文章，与《加拿大医学会杂志》发表研究论文同时。他在《渥太华公民报》（*Ottawa Citizen*）的报道中划出了一段重点："60毫克剂型的吗啡止痛药美施康定片又叫'紫去皮儿'，一份30片药的处方在药店收费58加元，但是转手流入黑市，就能卖到

1 050 加元，折合每片药 35 加元。"他还在备忘录中指出，加拿大另一份报纸《温哥华太阳报》（Vancouver Sun）也在头版刊出了几乎一模一样的报道。

联邦调查员发现的一份电子邮件显示，到此时普渡高管也已经知道奥施康定出现了滥用问题。在 1997 年秋写这份电子邮件的人是普渡的营销高管马克·阿方索（Mark Alfonso），收件人是迈克尔·弗里德曼及其他几位高管。阿方索在该备忘录中报告说，嗑药者常用的网页和聊天室中已经提到了奥施康定。

他在邮件中说，监测这些和毒品相关的网站"就是一个人一整天的工作量。[13] 我们安排了三个人访问网站聊天室。另外，我们还专门立项，确保每月至少有一名员工访问一次那些最热门的聊天室"。

检察官们确信，在这前后，根据普渡高管不断获知的奥施康定和美施康定滥用的情况，他们就应该叫停了。但普渡并未行动，而且显然无意告知医生甚至自己的销售代表，说公司发现了缓释药剂存在弱点。比如，普渡从未提醒 FDA 官员注意《加拿大医学会杂志》发表的研究论文及其重要含义，非但如此，公司的销售代表还在不停派送丹尼尔·布鲁克夫 1993 年那份报告的副本，文中说嗑药者对奥施康定之类缓释药剂兴趣不大。

检察官们发现，早在缅因州警示出现前一年的 1999 年，就有一大波关于奥施康定滥用的消息涌入普渡。那年 1 月，霍华德·尤德尔在一封电子邮件中提醒公司某高管同事[14]："我们实际上从网上搜集到了滥用本公司阿片产品的参考方法。"
同在 1 月，俄亥俄州有个普渡药代在拜访报告中说，当地医
生只想讨论"奥施康定刚显现的街头价值"。

　　检察官们发现，及至 1999 年中期，普渡总部收到报告的
节奏加快。比如，仅在 1999 年 8 月的两周之内，[15] 普渡高管收
到的报告就有：宾夕法尼亚州有位医生因为患者换药，已经
不再处方奥施康定；康涅狄格州有名男子因为企图非法购买
奥施康定被捕；马萨诸塞州有个人告诉警察，他喜欢碾碎药
片，因为"吸起来更爽"；以及马里兰州有人为奥施康定持枪
抢劫了一家药店。联邦调查员引用的电子邮件表明，普渡高
管同时还了解到，佛罗里达州有个护士正打算发表文章指认
奥施康定是"毒品"。

　　当年佛罗里达州总检察官鲍勃·巴特沃思进行简短调查
时，仅仅面谈过一个普渡内部人员——威廉·格格利，正是在
1999 年 8 月，威廉·格格利向上级汇报说，他负责的地区内
有个"大开奥施康定"的医生，此人得知自己的患者因涂改
奥施康定处方被捕，于是不再处方任何阿片类药物。也是在
此前后，普渡销售代表金伯利·基思上交了她的拜访报告，介
绍了弗吉尼亚州李郡的奥施康定滥用问题；与此同时公司高
管也得知，宾夕法尼亚州西部的坎布里亚郡发布了奥施康定
警示。

　　调查员们发现的文档显示，当年 9 月，莫琳·萨拉给霍华
德·尤德尔发电子邮件，引述了网上聊天室对奥施康定滥用的
讨论，此后没过多久，弗里德曼、尤德尔和戈登海姆收到了

另一名普渡员工的两封类似内容的电子邮件，报告说聊天室里已经聊起了吸食奥施康定粉末。

尽管如此，普渡还是毫无作为，而且显然许多销售代表从不知道奥施康定滥用有多泛滥。检察官们在报告中引用了普渡负责弗吉尼亚西南部及北部地区的分部经理在 1999 年 11 月发给药代的一份备忘录，[16] 指点手下该用什么技巧回应医生的疑虑，而当时这两个地区的奥施康定滥用正在暴发。他在备忘录中建议道：

> 针对两万多名患者展开的研究显示，以阿片类药物治疗疼痛时，只有不到 1% 的患者出现医源性成瘾症状；援引这些研究。医生说"他们压碎了药片注射"，你就说"你的患者有多少人来的时候胳膊上有针眼？"如果医生说没有，那还有什么问题呢？如果他说有，就应该转诊给戒毒专家。医生说警察在逮捕吸食奥施康定碎粉的人，你就说"太好了！警察这是尽职尽责。如果患者或瘾君子买了药去吸毒，只要出了门就不能怪你"。

这封备忘录刚发到销售代表手里，又有一家报纸《佛罗里达时报联盟》（*The Florida Times-Union*）发文报道，说佛罗里达州杰克逊维尔有个医生在开"药片工厂"出售奥施康定等药，并因此被捕。报道中，当地有个警官形容这名医生"把处方药给人的架势，简直就像快克可卡因毒贩在街头卖可卡因给人"。

这篇报道很快到了戴维·哈多克斯手里，此时他刚入职普渡几个月。检察官们发现，显然他开始担心，于是给公司高管发了电子邮件，建议普渡实施一项危机应对方案。

迈克尔·弗里德曼回应说，他认为无须行动。他在一封电邮中写道："我只是不希望咱们对具体这一篇报道反应过度。[17]自从有了这类药，就时不时有医生被起诉甚至被逮捕。不是一种重复模式也不是什么新鲜事。仅一个烂苹果的事很快就会随着时间过去。我关心的是会影响到这些药物使用的长期问题，而不是一两个缺德医生。"

检察官们看见的"烂苹果"可不止一两个。1999年全年，还有其他一些医生因为被控非法销售奥施康定锒铛入狱，其中包括佛罗里达州佩斯的詹姆斯·格雷夫斯医生。联邦调查员还展开了一项调查，在普渡销售代表1997年至1999年间写的访问报告中搜索关键词"街头价值""压碎"和"吸食"，最后他们报称，在27个州的销售代表写的访问报告中，有117份报告包含了[18]一个或多个上述关键词。

检察官们还确认，普渡高管十分担心对外泄露公司清楚其止痛药的滥用规模有多大。比如在2000年6月，缅因州警示发布前几个月，马克·阿方索给迈克尔·弗里德曼发过一封电子邮件，形容自己看到奥施康定引发的混乱，不由想起了若干年前他在中西部负责美施康定销售时观察到的情况。

阿方索写道："我记得美施康定的类似消息就是这样铺天盖地无休无止地涌来。[19]甚至有药店不敢囤货美施康定，因为害怕被抢。在威斯康星州、明尼苏达州和俄克拉荷马州都有医师因为开的美施康定处方太多而被起诉。"检察官的备忘录提及，弗里德曼将阿方索的电子邮件转发给了霍华德·尤德尔，并附上了一段话，问这位律师"想不想把这事全放在电子邮件里说？"[20] 一年以后，弗里德曼、尤德尔和戈登海姆都作证说，在公司销售美施康定的十七年里，他们仅获悉了区区数起散见的美施康定滥用事件。

检察官们还报告说，及至 2001 年，普渡律师很担心销售代表的访问报告会带来麻烦，就培训他们做记录时如何不留话柄。其中一节课上销售代表们受到指点，要避免使用"成瘾""滥用"这种词。

检察官们发现，普渡高管和萨克勒家族凭借奥施康定大肆敛财，获利惊人。[21] 及至 2002 年，奥施康定上市已经六年，其销售额高达 15 亿美元，相当于美施康定十年总销售额的 3 倍。检察官们报称，在普渡内部，"工资、奖金、董事酬金及其他类似开销"，种种奖励都与奥施康定销量的递增紧紧挂钩。检察官们还发现，仅在 2001 年一年内，雷蒙德与莫蒂默两兄弟及其亲族名下控制的公司总收益就高达 10 亿美元。这些资金流入了萨克勒名下错综复杂的公司迷宫，公司名头叫作 BR 控股联合公司（BR Holdings Associates）、烽火公司（Beacon Company）、罗斯贝医疗公司（Rosebay Medical Company），让人想起亚瑟·萨克勒当年打造的名头和关系复杂的企业帝国。多年过去，《福布斯》杂志于 2015 年将两兄弟雷蒙德和莫蒂默主导的萨克勒家族列为美国富豪榜的新晋富豪，身家估值 140 亿美元。照这家杂志的说法，萨克勒家族甚至超越了"传奇人家"梅隆家族和洛克菲勒家族。

《福布斯》发问："萨克勒家族是如何打造了排名全美第十六的财富家族？简而言之，制造了21世纪最热门、最惹人争议的阿片类药物，奥施康定。"

不过要是司法部当年选择了进入庭审，萨克勒家族可能就得不到这份殊荣了。当年如果检察官们搜集的证据得以昭示天下，医生们很可能会更谨慎地看待普渡及其他阿片药厂的宣扬，可能就不会像批发一样发放奥施康定等药。当年如果政府坚持庭审，国会和监管机构可能就会对药业说客及其医学界盟友的说辞充耳不闻，不会让他们成功地阻挠对阿片类用药进行合理限制。专业医学组织、执法机构和疼痛患者的代言团体也许就会明白，普渡之类制药企业给钱不是毫无条件的，于是他们也许不再指靠企业资助。

如果人们需要证据来证明普渡的动机，查阅检方备忘录中2001年3月的一条电话答录机留言[22]必能获得教益。当时，有家报纸刚刚刊登了一篇文章，报道一次涉及奥施康定的"白卡"调查。文中提到，康涅狄格州总检察官理查德·布卢门塔尔（Richard Blumenthal）表示，十分担忧普渡正对医生过度推销奥施康定。第二天一早，普渡首席发言人罗宾·霍根给布卢门塔尔的助理检察官电话留言，坦言普渡一贯对朋友施予奖金，对敌人勒扣罚金。

霍根在留言中说："我想表达我们的极度失望，总检评论本次白卡欺诈案，而整个新闻舆论就此事受到的掌控很不妥当。我以为我们已经达成谅解，他会在昨晚澄清并撤回自己的评论。大门开敞，他却错失良机。普渡制药是民主党的重要资助人，非常不幸，你们的一大恩主却遭了这一击。据我所知，马上就有场大选，我可以跟你保证，这件事对他的竞选肯定没好处。"

几天后，布卢门塔尔办公室的一名律师将霍根留言录音带的拷贝及认证后的文字稿发给了雷蒙德·萨克勒、霍华德·尤德尔、迈克尔·弗里德曼和霍根。尤德尔和霍根二人随后都写了道歉信。

在阿片瘟疫逐步蔓延之际，亟须行动却疏于应对的也不止司法部一家。药品监管机构、国会、医学协会，甚至公共卫生官员似乎都冻住了，不知该何去何从，如何回应。他们似乎不能或不愿与制药业作对，哪怕有些措施会造福患者。比如在奥巴马政府执政期间，白宫官员就曾重提十多年前纳撒尼尔·保罗·卡茨博士的建议，规定医生必须接受强制培训才能处方奥施康定之类强效阿片类药物。但美国医学会的说客向白宫官员明确表示，为阻挠这条动议他们将不惜开战，结果白宫让步了。

制药商似乎不太理会 FDA 用来控制营销强效阿片类药物的少数几条法规。有家小公司因西斯医疗公司（Insys Therapeutics）甚至从普渡的训练手册里照搬手法，推销自己出品的芬太尼舌下喷雾剂撒布西斯（Subsys）。虽然 FDA 只批准将该药用于癌痛患者，但因西斯的销售数据很快表明，医生处方撒布西斯的总量中，癌痛患者仅占 1%。事实上，处方这种药最多的不是癌症专家，而是普通医生，其中有人被控开设"药片工厂"。和早前大量处方奥施康定的医生一样，这些医生中也有人成千上万地收钱帮因西斯医疗公司说话。为了促销，因西斯也采用了普渡的奖励机制，每个药代能拿多少奖金，全看对口医生开药总值的涨幅，而不是多开了多少张处方。从这个系统拿到最高奖金的药代，推销的是最大剂量的撒布西斯。

2010 年间，普渡开始销售新型奥施康定，公司说新药更不易成瘾。十几年前阿特·范·泽就催普渡做此改进，但普渡管理层说，他们耗时多年才开发出必需的技术。不知是否出于巧合，普渡发布新药的时机，恰好选在旧款奥施康定的专利即将过期之际。

普渡发现越来越难与奥施康定散播的劫难摆脱干系。2017 年，康涅狄格州联邦检察官办公室为响应《洛杉矶时报》（*Los Angeles Times*）2016 年刊登的一篇文章，对普渡展开新一轮调查。《洛杉矶时报》报道说，普渡宣称奥施康定的止痛效果能持续十二小时，此论并不属实，在许多患者身上药效会较快消退。若如此，患者为了止痛只能多服奥施康定，于是产生依赖甚至成瘾的风险就更大。为回应该报道，普渡坚称奥施康定的药效与宣传并无不符。

及至 2017 年，数十州、市、镇，甚至印第安部落都掀起了一股巨浪，立案起诉普渡及其他阿片类药物制造商。在每个案例中，全都批判制药公司肆无忌惮虚假推销，致使纳税人耗费数十亿美元去贴补药物滥用及成瘾问题产生的医保成本。就连费城的郊区小镇本塞勒姆也起诉了普渡。当年迈克尔·弗里德曼就是在这个小镇首次公开作证，解释普渡对奥施康定滥用的情况究竟了解多少。

2018 年初，奥施康定销量下滑，又没有重要的新药上市，于是普渡宣布大幅削减开支。公司不再派销售代表去医生诊室敲门推销奥施康定，销售团队也缩减到 200 人，差不多回到了奥施康定上市前的规模。普渡仍在海外推销奥施康定，但公司也已认定，普渡的辉煌时光和奥施康定都已成了明日黄花。

有些早先曾与普渡交锋的人，比如 DEA 前任官员特伦斯·伍德沃思，认为普渡的衰落时刻早在十年前就该到来，那时联邦政府本来已经用绞索套住了普渡。但司法部官员面对大好时机却尾首畏尾，结果，延缓阿片瘟疫最后也是最好的机会就这样白白溜走。

第十二章

重温止痛大战

本书于 2003 年首次出版后，事情又有了更多进展。其中最大的变化，莫过于人们对奥施康定之类强效阿片类药物的益处与风险有了新的认识。

20 世纪 90 年代至 2000 年之间，医生主要担心此类药物会导致成瘾和滥用。但过去十年涌现的大量研究表明，即使谨遵医嘱，患者长期使用阿片类药物也会面临一系列风险，比如出现情感依赖、性欲降低、极度嗜睡、老年人易跌倒，甚至还出现了疼痛敏感度加强的现象。同样重要的是，最近一些医学研究表明，接受非阿片类药物治疗方案的疼痛病人痊愈更快，并发症也更少。

结果疼痛治疗再次经历了根本转变。医院急诊室不再把阿片类药物列为常规药，给手术后患者开的止痛药开始变成了非处方药，而非强效麻醉剂。对一些特定病症比如偏头痛，医生也不再用阿片类药物来治，而联邦机构则在极力敦促，仅将阿片类药物用作最后手段。

这个转变悄然发生在 2003 年，《新英格兰医学杂志》刊发了一篇鲜有人关注的研究长文。[1] 论文作者简·巴兰坦博士（Dr.

Jane Ballantyne）当时在美国最负盛名的医院之一，波士顿的麻省总医院领导疼痛治疗专科。多年来，巴兰坦一直是"止痛大战"的忠实战士，但她开始注意到某些迹象令人担忧。虽然慢性疼痛患者一开始使用阿片类药物效果还好，但综合衡量缓解疼痛、改善身体机能等各方面效果，患者的健康状况很快就回到原点，甚至反而有所倒退。

患者这些反应让巴兰坦联想到她看到的有些住院病人使用呼吸机并以阿片类药物作为镇静剂的情况。时间一久，病人就需要提高阿片类药物的用量，随后他们对疼痛的敏感度只增不降。有些患者甚至连皮肤碰到床单都痛到抽搐。

巴兰坦认为这类反应要归结为"耐受性"，是使用阿片类药物自然会出现的现象。人体会逐渐适应药物，于是需用更大的剂量才能维持止痛效果。"止痛大战"最激烈那一阵，鼓吹阿片类药物的人坚称耐受性并不会妨碍治疗慢性疼痛，医生可按需不断提高药量，在不引起副作用的前提下克服耐受性问题。但巴兰坦 2003 年发表的论文挑战了这一见解。她警告说，医生提高阿片类用药剂量的结果不过是在追着疼痛跑，在此过程中有可能伤及患者。她写道："虽然人们之前认为无限提高用药剂量至少无害，现在却有证据表明，长期、大剂量的阿片类药物治疗方案可能既不安全，也没效果。"

巴兰坦被阿片类药物的拥趸视为叛徒。但后续的研究将证实她的警告极具先见之明。丹麦[2]一向都会详细记录患者对不同药物治疗方案的反应，他们的研究人员发现，接受非药物治疗的疼痛患者比使用阿片类药物的患者痊愈概率高 4 倍。

美国退伍军人事务部（Department of Veterans Affairs）[3]的研究人员也报告了类似发现。

无限制使用阿片类药物对患者造成的伤害在其他方面也十分明显。有研究发现，用阿片类药物治疗诸如背痛等常见伤痛时，大剂量用药的工人比少量用药的工人休病假时间长3倍，有些甚至无法复工。保险业一度为阿片繁荣推波助澜，甚至拒付其他各类疼痛治疗的保单，现在也开始重做打算，尽管更有可能是出于经济考虑，而不是关心患者的福祉。事实证明用阿片类药物治疗疼痛的成本远远高出了保险公司的想象，不仅要付医治费用，还得为戒瘾治疗花钱。

近年来，曾支持使用高剂量阿片类药物的疼痛专家也在发声，或是为"止痛大战"的失败找了不少辩词，或是想粉饰自己在其中扮演的角色。但他们对阿片狂热的鼓吹却留下了巨患，让整整一代"麻醉上瘾"的患者泥足深陷，几乎不可能摆脱对阿片类药物的依赖，也无法寻求其他疗法。

其中一名提倡用阿片类药物的专家斯科特·菲什曼博士（Dr. Scott Fishman）说："真正的问题不是成瘾。[4]我们没能意识到的是，患者是在借这些药物逃避生活。"

这场"阿片类药物危机"其实由两大危机组成，各自有不同的诱因和解决方案。其中一个危机涉及非法麻醉剂，比如山寨版芬太尼。这个问题该由执法部门关注解决，对此类致命药物成瘾的患者也需要得到慈悲的救治。另一危机在于医用阿片类药物，解决方案要简单得多：医生必须少用阿片类药物，换用其他方法治疗疼痛。

到 2021 年，诉讼缠身的普渡制药公司提请了破产保护。与此同时，普渡的一些内部文件曝光，其日期早至奥施康定悲剧才开始萌生之际。这些文件暴露了很多内情，比如，1996年在一场奥施康定发布会上，普渡高管理查德·萨克勒曾为公司销售团队打气，将该药的面世比作石破天惊的大地震。他声称，有了奥施康定在手，"如暴雪一般的医生处方将埋葬其他一切竞品药物"。

五年后的 2001 年，奥施康定的滥用及误用不断攀升开始失控，当时在任的普渡总裁理查德·萨克勒丝毫没把这一危机归咎于公司的营销策略，反而声称这全怪受害者的行为失当，他在当年的一封电子邮件中写道："我们要尽一切可能打击滥用者，是他们犯的错，他们是祸根。他们是一群不管不顾的罪犯。"

作为普渡制药公司破产计划的一部分，理查德·萨克勒，以及公司创始人莫蒂默·萨克勒和雷蒙德·萨克勒的其他后代，同意支付大约 60 亿美元，换得他们自己将来不会被起诉的保障。个人借用破产制度作为盾牌，尚未宣布破产就预先免除自己的法律责任，这种策略极其异乎寻常，但萨克勒家族素来都是靠金钱和思路清奇的律师，规避上法庭被清算。

不过，终究还有些别的事连萨克勒家族都控制不了。摄影大师南·戈尔丁（Nan Goldin）也曾因药物成瘾挣扎不已，她在 2010 年末发起了一场运动，呼吁各大博物馆停止接受萨克勒家族的捐款，从博物馆的捐赠墙上凿掉萨克勒家族的名号。2019 年，一场小型示威在纽约的古根海姆博物馆里举行，戈尔丁和一小群运动伙伴抛洒了数百张仿造的奥施康定处方，纸片从博物馆的中庭上空纷纷飞落，嘲弄着理查德·萨克勒二十年前说过的那句预言——"如暴雪一般的医生处方"。

　　萨克勒家族想要反击戈尔丁，将她边缘化。但她和其他一些艺术家拒绝允许自己的作品在继续接受萨克勒家族捐助的博物馆里展出，于是多米诺骨牌开始倒下。一个接一个，美国、英国及欧洲的重要博物馆，包括大都会艺术博物馆、卢浮宫、大英博物馆，都公开宣布正在切断与萨克勒家族的关联，并将亚瑟·萨克勒和莫蒂默·萨克勒的名字请下了捐赠墙。另外一些接受过萨克勒家族冠名捐助的医学院也采取了同样做法。

　　而萨克勒家族方面则继续坚称，他们没做过错事，批评的声音是对他们不公正的诋毁。他们坚称，萨克勒家族的使命就是研发突破性的药物，在此过程中消除患者的痛苦。也许，有朝一日会有那么一份不为人所知的文件曝光，证明萨克勒家族曾竭尽全力想要阻止一场正在蔓延的灾难，但在那一天到来之前，这个家族的名字将被一直钉在一个他们从未预想过的地方——历史的耻辱柱上。

致谢

过去二十年来，无数人与我慷慨分享了他们对医用阿片类药物和阿片类药物危机的见解、知识和经历。没有这些人的帮助和支持，《止痛毒丸》肯定无法最终成书，他们是阿特·范·泽、苏·埃拉·科巴克、简·迈尔斯、林赛·迈尔斯、罗素·波特诺伊、贝丝·戴维斯修女、纳撒尼尔·保罗·卡茨、简·巴兰坦、拉里·拉文德、劳拉·内格尔、格雷戈里·伍德、特伦斯·伍德沃思等。数位普渡官员也与我分享了他们的经历，他们的信心与信念我一直以来万分感激。

少有作者能见到自己的作品在出版十年后再获新生，作为他们的一员我深感荣幸。能有此幸，还要感谢我在兰登书屋（Random House）的编辑希拉里·雷德蒙（Hilary Redmond），她对更新《止痛毒丸》不仅有让人无法抗拒的热情，更有着千金难买的奇思妙想。兰登书屋的其他人也对我大有助益，在此感谢马修·马丁（Matthew Martin）、格雷格·库比（Greg Kubie）和莫莉·特平（Molly Turpin）。还要感谢威利经纪人公司的安德鲁·威利（Andrew Wylie）和克里斯蒂娜·摩尔（Kristina Moore），他们为新版本提供了温馨的家。

注释与来源

2003 年第一次出版时，本书参考了近两百篇采访，以及对于上千页文档的文献综述，文档内容包括庭审记录、普渡内部文件、科研论文、医学期刊、报纸新闻和杂志文章。

自 2001 年起我开始追踪报道奥施康定，并于《纽约时报》刊发了数篇文章。我的这一兴趣很快囊括了我感兴趣的其他领域，包括疼痛治疗的科学及历史、阿片类药物使用史，以及药物推销史和处方药滥用及成瘾问题。

2001 年我拜访了普渡总部，在那里采访了迈克尔·弗里德曼、霍华德·尤德尔和保罗·戈登海姆，成文刊于《纽约时报》。刚开始着手创作这本书时，我提出再次采访他们，但他们一再拒绝，也不愿以文字回答采访问题。

作此更新时，我特邀普渡指正第一版中他们认为存在的错误，以便纠正。普渡制药并未回应我的邀约。迈克尔·弗里德曼和保罗·戈登海姆也没有回应我的提问。（普渡首席律师霍华德·尤德尔已于 2013 年去世。）

第一章 药山

1 弗吉尼亚州塔兹韦尔郡检察官丹尼斯·李做此估算。李还表示当时有太多伪造的 40 美元支票，所以警察都懂一句笑话："我们很清楚这 40 美元你用哪里了。"

2 普渡制药向 FDA 递交的不良事件应对报告中记录了斯特拉维诺曾致电普渡。

3 斯特拉维诺在缅因州华盛顿郡 2000 年 5 月 21 日的《波士顿环球报》上读到了关于奥施康定滥用的报道，作者是唐娜·戈尔德（Donna Gold）。

第二章 止痛大战

1 在此我仅对疼痛管理史和疼痛医学做了简要浅显的概述。读者若有兴趣，可阅读的相关书目有马丁·布思所著《鸦片史》、小弗兰克·T. 韦尔托西克博士所著《为什么会痛：疼痛自然史》，以及戴维·B. 莫里斯所著《疼痛文化》。

2 关于背痛的 X 光片检查结果的不可靠性的数据，来自丹尼斯·特克博士于 1996 年在《疼痛与症状管理杂志》上发表的论文《临床医生对延长阿片类药物使用和患者异质性问题的态度》。

3 疼痛管理专家约翰·博尼卡博士（Dr. John Bonica）1973 年在西雅图附近举办的会议才让一年后国际疼痛研究协会的成立成为可能。这些年来我对疼痛的思考大多是受到了《博尼卡疼痛管理》一书的启发，这本书在疼痛研究领域堪称圣经。

4　关于复方樟脑酊、鸦片酊对鸦片的使用可见马丁·布思所著
《鸦片史》。

5　只有内战老兵这一群体出现了大量阿片类药物成瘾者。根据戴
维·穆斯托（David Musto）等历史学家所说，另一主要群体是中
产阶级白人妇女。穆斯托的著作《美国疾病》（1973 年，耶鲁大学
出版社）被认为是有关麻醉剂使用、滥用和医生行为规范方面的
政府法令与规章的经典著作，如 1914 年的《哈里森法案》。

6　西塞莉·M. 桑德斯博士是一位杰出女性。作为在环境恶劣的医院
中照顾临终病人的护士，桑德斯博士决定重回医学院进修，只为
让医生重视她的观点。美国首家临终关怀机构于 1981 年在康涅狄
格州纽黑文市开始营业。

7　当英格兰的改善癌症关怀运动如火如荼之时，纪念斯隆 – 凯特林
癌症中心的癌症研究员十分骄傲自己采取的措施已经超越了英国。
他们通过为患者提供大量检测观察药物的疗效。比如 1980 年初期，
早在国会还在讨论是否应该合法化海洛因使用之时，纪念斯隆 –
凯特林癌症中心已经开始采用海洛因治疗癌症患者。后来发现海
洛因作为吗啡提取物，进入人体后很快会被再分解成吗啡，药效
并不突出。

8　关于 20 世纪 90 年代背痛病例激增的描述，引用自伊丽莎白·罗
森塔尔（Elizabeth Rosenthal）于 1992 年 12 月 29 日发表在《纽约
时报》的文章。这篇文章还引用了迈克尔·温特劳布博士（Dr.
Michael Weintraub）在《美国疼痛管理杂志》（*American Journal of Pain
Management*）上发表的论文。该论文讨论了诉讼案中原告提出的疼

痛诉求。是温特劳布博士最先提出患者可能会下意识因为经济回报依赖疼痛，并提议将"诉讼中的慢性疼痛"作为单独症状对待。

9 这一治疗方式是由迈阿密综合疼痛和康复中心负责人休伯特·L. 罗索莫夫博士（Dr. Hubert L. Rosomoff）、丹尼斯·特克博士以及巴里·科尔（Barry Cole）提出。

10 这一术语的起源是约翰·P. 摩根博士（Dr. John P. Morgan）1986 年发表在期刊《酗酒和药物滥用的争议》（*Controversies in Alcoholism and Substance Abuse*）上的一篇论文，其题为《美国阿片类药物恐惧症：阿片类止痛剂的惯性欠利用》。

11 罗素·波特诺伊 1986 年的药店研究题为《纽约市门诊病人麻醉剂治疗缺失》。

12 弗利不仅在癌痛治疗领域贡献卓著，在提倡改善患者临终关怀，也就是所谓"姑息治疗"方面也影响巨大。2003 年她拒绝了笔者为创作本书提出的采访邀约。本章中对她的发现和言论引自 1996 年她为加利福尼亚大学洛杉矶分校（UCLA）《约翰·C. 利贝斯金德疼痛史集》（*John C. Liebeskind History of Pain Collection*）提供的一部口述历史，采访者是马西娅·L. 梅尔德伦（Marcia L. Meldrum）。

13 波特诺伊和弗利的联名论文发表于科学杂志《疼痛》。

14 包括波特诺伊、疼痛管理人士、普渡制药和其他制药公司在内所有支持医源性成瘾率极小观点的人所引用的那三篇论文分别为：《头痛》1977 年 17 期第 12 至 14 页，《慢性头痛患者的药物依赖性》；《新英格兰医学杂志》1980 年 302 期第 123 页，《麻醉剂治疗患者中罕见成瘾》；《疼痛》1982 年 13 期第 267 至 280 页，《清创术中的疼痛管理：美国烧伤病房调查》。

15 戴维·乔兰森在处方药监控系统问题上发表的文章刊登于多份出版物，其中包括《美国疼痛学会公报》(*American Pain Society Bulletin*) 和《疼痛和症状管控医药护理杂志》(*Journal of Pharmaceutical Care in Pain & Symptom Control*)。2003 年他拒绝了笔者为本书的采访。

16 普渡制药对美国疼痛学会和美国疼痛医学学会资助五十万美元一事记录于普渡预算文件。

17 根据《阳光法案》从威斯康星大学调取的文件记录了这一信息。文件还表明乔兰森作为顾问受雇于多家阿片类药物制造商，普渡制药也在其列。

第三章 丹铎秘史

1 1962 年 1 月 30 日，萨克勒作为证人参加了参议院司法委员会反垄断小组委员会听证会。

2 医疗与科学传播协会原名通讯协会 (Communications Associates)。1955 年 9 月 16 日该协会变更了姓名，变更文件中提到了埃尔斯·萨克勒的股东身份。另一名称十分相似的团体，医学与科学通讯发展公司 (Medical and Science Communications Development Corporation) 在亚瑟·萨克勒死前一直是他名下的控股公司。1968 年的一份股票凭证显示，该公司股份是埃尔斯·萨克勒、莫蒂默·萨克勒和雷蒙德·萨克勒名下的信托，其受益人是卡罗尔·萨克勒（Carol Sackler），亚瑟和埃尔斯的长女。

3 关于亚瑟、莫蒂默和雷蒙德的更多研究成果，可以参考《纽约时报》1951 年 11 月 2 日刊、1957 年 8 月 8 日刊以及 1976 年 4 月 15 日刊。

4 亚瑟·萨克勒是医疗广告名人堂最早的一批入围者之一。他的部分成果当时刊登于医疗广告名人堂的刊物《医疗大道》（*Medicine Ave*）中，威廉·G. 卡斯塔尼奥利（William G. Castagnoli）还好心地提供了副本。

5 约翰·佩卡宁的优秀著作，研究了影响《管制物质法》立法的斗争和制药业的游说活动。

6 亚瑟·萨克勒的律师迈克尔·索南赖希在我的采访中提供的信息。我对他说我听说每一笔售出的药物，萨克勒都能拿到提成。他表示并非如此，并解释道只有销售量达到商定标准，萨克勒才能拿到激励奖金。

7 关于这一段奇异故事的信息，都来自基福弗委员会听证会记录。

8 想领略一下这份报纸的风格，可以参考莫顿·明茨（Morton Mintz）1968 年 3 月 31 日发表于《华盛顿邮报》的文章。

9 见塔玛·卢因（Tamar Lewin）1987 年 6 月 27 日发表于《纽约时报》的文章。

10 对于这篇文章的评论来自药物标准室副主任詹姆斯·C. 莫里森（James C. Morrison）1986 年 6 月 18 日的报告。

11 见《纽约时报》1953 年 5 月 8 日刊。

12 我在网络上找到了这张广告卡片的图片。

13 该公司原名医疗促销产品中心（Medical Promotions Productions）。

14 他发表于《周六评论》的经典制药业报道应该成为新闻和

公民类课堂的必读读物。写作本书的一大好处就是能发现这种好文章。他在报道中提到的关于制药业、FDA 丑闻和萨克勒家族的信息，可以参看《周六评论》1959 年 1 月 3 日刊、1958 年 2 月 7 日刊、1960 年 6 月 4 日刊、1960 年 7 月 2 日刊、1962 年 3 月 3 日刊以及 1962 年 10 月 6 日刊。

15 戈特劳德·萨克勒的证词包含在纽约州最高法院庭审记录中。

16 MD 出版所有权的具体变更并不明晰，但房产记录表明，该公司的大部分所有权在某一时期曾为莫蒂默、雷蒙德或他们名下的产业所有。

第四章 大桶黄金

1 她的来信日期是 2000 年 8 月 8 日。

2 苏珊·伯特兰对托马斯·西德纳姆的引用确实符合他的原意，但原文似有出入。在马丁·布思的详细调研作品《鸦片史》［圣马丁出版社（St. Martin's Press），1996 年版］中，马丁也引用了西德纳姆的话："世界一切好物，都是主赐予的，而主还赐予了陷于苦难的人类以安慰，没有药物能在其治疗的广泛领域或高超药效上与鸦片媲美。"

3 2000 年春夏两季报道过奥施康定滥用的媒体包括《波特兰新闻先驱报》（Portland Press Herald）、《罗阿诺克时报》（The Roanoke Times）、《哥伦布电讯报》（The Columbus Dispatch）和《安克雷奇每日新闻》（Anchorage Daily News）。

4 某执法官员的这句话来自史蒂夫·坎尼扎罗（Steve Cannizaro）刊

于《皮卡尤恩时报》（*The Times-Picayune*）2000 年 6 月 27 日的文章。

5　J. 戴维·哈多克斯同其他普渡高管一样，拒绝了 2003 年笔者为本书发出的采访邀请。他还拒绝提供熟知自己工作的人员名单。不过有一些熟悉他的人员接受了采访。

6　这一词语由哈多克斯与共同作者戴维·E. 魏斯曼博士（Dr. David E. Weissman）在 1989 年刊登于《疼痛》的联名论文《阿片类药物假性成瘾是种医源性综合征》中使用。

7　特蕾莎·M. 克莱蒙斯是当时戴维·哈多克斯联系的《里奇兰兹新闻》记者。她的第一篇关于塔兹韦尔郡奥施康定滥用暴发的报道发表于 2000 年 5 月 31 日的该报。关于阿片类药物成瘾风险，哈多克斯表示"仅有 0.5%"，此言论由克莱蒙斯发表于 2000 年 6 月 21 日的一篇追踪报道中。

8　玛丽·巴卢斯是疼痛管理倡导者，同时也是华盛顿特区的一名律师。她告诉我，普渡在阿巴拉契亚的多名销售代表都曾于 2000 年年中联系她，请她联系几位因为处方问题被执法部门监控的医生。巴卢斯受戴维·哈多克斯邀请，参加了阿巴拉契亚疼痛基金会在里奇兰举行的会议，并且在参加会议的路上顺道拜访了其中一位医生，小富兰克林·萨瑟兰博士（Dr. Franklin Sutherland Jr.）。不久后，萨瑟兰就因为非法处方包括奥施康定在内的多种药物被起诉并定罪。

9　因为一篇《纽约时报》的报道，我联系并采访了伯特兰医生，其间她详述了阿巴拉契亚疼痛基金会的创办背景。

10　2006 年 9 月递交约翰·布朗利的检方备忘录中引用了黛安娜·施尼茨勒给柯蒂斯·赖特的邮件内容。

11 2006 年 9 月递交约翰·布朗利的检方备忘录中引用了柯蒂斯·赖特给黛安娜·施尼茨勒的回信。

12 普渡内部文件，包含在 2006 年 9 月递交约翰·布朗利的检方备忘录中。

13 普渡每年都会提前出具一份文件，概括当年的营销计划、策略和预算。

14 该数字成了普渡安抚医生对医源性成瘾忧虑的咒语，在公司多份文件中多次出现。

15 该备忘录写于 1996 年 11 月 4 日。

16 为《纽约时报》一篇关于当地疼痛诊所"综合护理"（Comprehensive Care）的报道，我采访了药剂师罗恩·梅森。

17 普渡创立于 1995 年的项目。

第五章 毕业生之夜

1 罗宾·霍根的这句话写在一份缅因州美国联邦检察官致医生的警示副本上，包含在 2006 年 9 月递交约翰·布朗利的检方备忘录中。

2 阿特·范·泽交给戴维·哈多克斯的这张关于措施的列表，送交日期为 2000 年 11 月 20 日。

3 戴维·菲林博士和理查德·肖顿福尔德博士于 2000 年 11 月 30 日在该镇进行了演讲。

4 阿特·范·泽致 FDA 的信件日期是 2000 年 12 月 3 日。

第六章 热点地区

1 关于李郡高中小镇聚会的记述来自《鲍威尔谷新闻》报道。

2 关于"奥施打击"的报道刊登于 2001 年 5 月 5 日，由我和梅洛迪·彼得森合写。

3 普渡高管团队于 2001 年年中造访了《纽约时报》编辑部，投诉时报的奥施康定报道。除了我的报道，还有保罗·托夫（Paul Tough）2001 年 7 月 29 日发表于《时代》（Times）的另一篇报道也让普渡十分愤怒。会议上，时报编辑表示他们认为报道并无不妥。普渡在 2003 年本书出版时再次对我提起了投诉。

4 普渡官员对《哈特福德新闻报》（Hartford Courant）的回应刊登于《美国健康快线》（American Health Line），2001 年 7 月 19 日刊。

5 普渡发言人罗宾·霍根于 2002 年在一个名字古怪的公关团体，斗牛犬记者（Bulldog Reporter）举办的会议上如此发言。他的演讲题为"产品遭受攻击时该如何回应：奥施康定反击"。

6 这个人只接受匿名采访。

7 贝丝·戴维斯修女保存了一份普渡打算发布的广告副本。

第七章 小把戏毒品

1 他给内格尔的第一封信的落款日期为 2001 年 3 月 8 日。

2 普渡与内格尔第一次会面后，弗里德曼再次致信的落款日期为 2001 年 4 月 2 日。

3　关于佛罗里达的药物致死数量来自多丽丝·布拉兹沃思（Doris Bloodsworth）发表于《奥兰多前哨报》（*Orlando Sentinel*）2001 年 5 月 27 日的报道。

4　DEA 探员对康斯坦丁先生的不满来自戈登·威尔金（Gordon Wilkin）发表于《美国新闻与世界报道》1995 年 6 月 5 日的报道。

5　DEA 将调查奥施康定的决定刊登于《纽约时报》2001 年 5 月 1 日刊。

6　特里·伍德沃思和戴维·哈多克斯的争吵发生于 2001 年 5 月 3 日，CBS《早间秀》（*Early Show*）。

7　霍华德·尤德尔给劳拉·内格尔的便签日期为 2001 年 6 月 11 日；该报刊的社论发表于 2001 年 6 月 13 日。

8　戴维·乔兰森的研究发表于《美国医学会杂志》，2000 年 4 月 5 日刊。

第八章 紫去皮儿

1　关于美施康定滥用的研究由温哥华英属哥伦比亚大学全科医疗的阿明·萨詹博士（Dr. Amin Sajan）等人完成，并与布莱恩·戈德曼医生 1998 年 7 月 28 日发表于《加拿大医学会杂志》的社论同时发表。

2　加州联邦检察官卡玛拉·哈里斯（Kamala Harris）于 1999 年 2 月宣布逮捕费希尔医生。

3　引用威廉·比蒂这段话的文章发表于《韦尔顿每日时报》1999 年 4 月 20 日刊，作者是琳达·哈里斯（Linda Harris）。

4　给宾夕法尼亚州坎布里亚郡医生关于奥施康定滥用的警示寄送

于 1999 年 8 月 5 日。写警示的是执法官员罗恩·波塔什（Ron Portash），他告诉我这份警示还包罗了其他药物，"并非单独针对奥施康定，而且当时还有被制药商起诉的风险"。

5 该普渡销售代表于 1999 年 10 月在詹姆斯·格雷夫斯一案的庭前取证中给出了证词。

第九章 死亡清点

1 来自对杰伊·麦克洛斯基的采访。

2 根据竞选账目，2002 年 10 月，普渡政治活动委员会向克里斯托弗·多德捐赠过两笔各五千美元的资金。

3 霍根的话来自 2002 年他在"斗牛犬记者"组织的会议上的演讲。

4 本书第一次出版时，他的代言人代表他拒绝了笔者的采访。

5 伯纳德·凯里克的话由克里斯·史密斯（Chris Smith）报道于《纽约》杂志（New York），2002 年 9 月 15 日刊。

6 见《纽约时报》2002 年 4 月 15 日刊。

7 包括笔者在内的多名记者都曾依据佛罗里达州《阳光法案》，申请过查看鲍勃·巴特沃思的调查档案。普渡企图阻止公开这些文件，但被法庭驳回。该文件中包括了普渡 1996 年至 2002 年的市场预算；普渡前销售代表威廉·格格利的询问记录；还有巴特沃思手下的助理检察官乔迪·柯林斯与普渡律师的来往信件。

第十章 一场清算

1 他是我在疼痛及阿片类药物领域的慷慨向导。

2 斯蒂芬·贝克医生在大陪审团前的证词被 2006 年 9 月递交约翰·布朗利的检方备忘录引用。

3 2006 年 9 月递交约翰·布朗利的检方备忘录引用了他的证词。证词中他表示曾向医生提供丹尼尔·布鲁克夫博士 1995 年发表的关于缓释阿片类药物对吸毒者吸引力低的论文。

4 这项研究被人戏称为"罗斯研究",由桑福德·罗斯博士（Dr. Sanford Roth）发表于《内科档案》（*Archives of Internal Medicine*）2000 年 6 月 26 日刊,题为《全天候使用缓释羟考酮治疗骨关节炎》。

5 关于继续传播罗斯研究的这封邮件写于 2003 年 8 月,被 2006 年 9 月递交约翰·布朗利的检方备忘录引用。

6 信息来自对保罗·汉利的采访。

7 她的证词被 2006 年 9 月递交约翰·布朗利的检方备忘录引用。证词已成密档,无法得知普渡律师是否询问过萨拉。保罗·汉利表示她对普渡的最终起诉被撤销。

8 莫琳·萨拉给霍华德·尤德尔的邮件被 2006 年 9 月递交约翰·布朗利的检方备忘录引用。

9 备忘录中,检察官表示他们计划以多项罪名起诉弗里德曼、尤德尔和戈登海姆,包括阴谋诈骗美国以及邮件诈骗、电汇欺诈、药品标签不当、洗钱等相关罪名。检察官还写到他们计划以在国会听证会做伪证起诉戈登海姆。关于对三人提出重罪起诉的建议,率先由凯瑟琳·伊班（Katherine Eban）报道于《财富》（*Fortune*）

2011 年 11 月 9 日刊，题为《奥施康定：普渡制药的痛苦药》。

10 此信息来自两名与会律师的描述。

11 检察官备忘录中，控方律师描述了对普渡及其高管的辩方律师会提出的观点。

12 费希尔于 2008 年离开了司法部，目前正私人执业。笔者就拒绝普渡高管重罪指控一事通过邮件向她提出了采访邀约，但被拒绝。两位 2006 年 10 月 11 日与会的律师表示当时费希尔也在场。

13 迈克尔·弗里德曼、霍华德·尤德尔和保罗·戈登海姆进行了多次行政、司法上诉，想推翻禁止他们在与联邦政府有生意来往的公司担任高管职位的判决。虽然未能成功推翻判决，但他们将刑期从 20 年缩减到了 12 年。某次上诉中，他们于 2010 年向联邦法官埃伦·西格尔·赫维尔（Ellen Segal Huvelle）提出，他们被定罪的唯一理由就是当时他们在普渡任职高管。赫维尔法官写道："原告似乎对定罪的基本构成有误解。"〔霍华德·尤德尔于 2013 年去世，终年 72 岁。2009 年，他创办了康涅狄格州退伍军人法律中心（Connecticut Veterans Legal Center），该机构致力于向老兵提供免费法律援助。〕

14 约翰·布朗利于 2007 年 7 月 31 日在参议院司法委员会听证会作证，听证会主题为"评估奥施康定刑事和解的合理性与充分性"。听证会上，他还被询问了关于保罗·麦克纳尔蒂的助手迈克尔·埃尔斯顿来电请求他拖延普渡认罪协议签署一事发生后的情况。这通电话发生时，时任美国联邦首席检察长的阿尔贝托·冈萨雷斯（Alberto Gonzales）开除了数位联邦检察官，后来有评论家认为属于政治动机解雇。拒绝埃尔斯顿的请求八天后，布朗利的名字就上了解雇名单，但最终他并未被解雇。

第十一章 欺诈王国

1 克里斯托弗·格拉泽克（Christopher Glazek）的文章刊登于 2017 年 10 月 16 日，题为《神秘家族借阿片类药物危机攫取数十亿美元》。

2 帕特里克·拉登·基夫（Patrick Radden Keefe）的文章《打造痛苦帝国的家族》刊登于 2017 年 10 月 30 日。

3 伊丽莎白·萨克勒的言论发表于《纽约时报》2018 年 1 月 22 日刊。

4 该报刊是《查尔斯顿宪邮报》（*Charleston Gazette-Mail*）。这些报道的作者是埃里克·艾尔（Eric Eyre），获得了 2017 年普利策调查报告奖（Pulitzer Prize for Investigative Reporting）。其后不久，该报刊就递交了破产申请。

5 见《华盛顿邮报》2017 年 10 月 15 日刊。

6 根据 2006 年 9 月递交约翰·布朗利的检方备忘录，发给理查德·萨克勒和霍华德·尤德尔的文章刊登于期刊《癌症》（*Cancer*）1990 年 12 月 15 日刊。

7 根据检方备忘录，普渡研究员加里·里奇（Gary Richie）负责审查从美施康定和另一成品药物口服吗啡（Oramorph）中提取吗啡的办法。

8 根据 2006 年 9 月递交约翰·布朗利的检方备忘录，保罗·戈登海姆的下属向他发送了一份刊物的副本，该刊物是《美国家庭医生》

（*American Family Physician*）。

9 根据 2006 年 9 月递交约翰·布朗利的检方备忘录，罗伯特·凯科博士是普渡高级科学家，他于 2007 年 3 月给莫蒂默·萨克勒等普渡高管发邮件称"MST（美施康定在美国本土外使用的名称）是吗啡／海洛因滥用最主要的来源"。

10 根据 2006 年 9 月递交约翰·布朗利的检方备忘录，罗伯特·凯科博士这一评论同样来自 2007 年 3 月那封讨论新西兰美施康定滥用的邮件。

11 根据 2006 年 9 月递交约翰·布朗利的检方备忘录，尤德尔于 1998 年 3 月 19 日制作备忘录描述了加拿大对奥施康定滥用的报道，并发给了莫蒂默·萨克勒、雷蒙德·萨克勒、理查德·萨克勒、凯斯·萨克勒（Kathe Sackler）、乔纳森·萨克勒（Jonathan Sackler）、萨曼莎·S. 萨克勒（Samantha S.Sackler）和莫蒂默·D.A. 萨克勒（Mortimer D.A.Sackler）。

12 根据 2006 年 9 月递交约翰·布朗利的检方备忘录，除莫蒂默·萨克勒、雷蒙德·萨克勒和理查德·萨克勒外，尤德尔的备忘录还抄送了以下人等：凯斯·萨克勒、乔纳森·萨克勒、萨曼莎·S. 萨克勒和莫蒂默·D.A. 萨克勒，几位均为普渡董事。

13 根据 2006 年 9 月递交约翰·布朗利的检方备忘录，马克·阿方索引用了关于奥施康定滥用的聊天室讨论的邮件，于 1997 年 10 月 3 日发送给了普渡副总裁兼营销官员詹姆斯·J. 朗（James J.Lang），并抄送了迈克尔·弗里德曼。

14 根据 2006 年 9 月递交约翰·布朗利的检方备忘录，尤德尔的话来自他 1998 年 12 月 10 日发送给普渡加拿大负责人约翰·斯图尔特（John Stewart）的法务备忘。该备忘录中，尤德尔感谢斯图尔特给公司发来了《加拿大医学会杂志》的论文。斯图尔特在 2007 至 2013 年间任普渡总裁，据说现在进军了大麻产业。

15 2006 年 9 月递交约翰·布朗利的检方备忘录记录了这些奥施康定滥用以及相关罪行的报道。

16 根据 2006 年 9 月递交约翰·布朗利的检方备忘录，销售经理马克·拉德克利夫（Mark Radcliffe）于 1999 年 11 月 18 日发送了这封备忘录。

17 根据 2006 年 9 月递交约翰·布朗利的检方备忘录，戴维·哈多克斯和迈克尔·弗里德曼及其他普渡高管之间关于哈多克斯提出的危机应对策略的往来邮件发生于 1999 年 11 月 30 日至 12 月 8 日间。

18 所有包含了"街头价值""压碎"和"吸食"的电话笔记都收录在了检方备忘录中。

19 根据 2006 年 9 月递交约翰·布朗利的检方备忘录，马克·阿方索表达他想起关于美施康定滥用铺天盖地而来的邮件于 2000 年 6 月 19 日发送给罗宾·霍根，并抄送了迈克尔·弗里德曼。

20 根据 2006 年 9 月递交约翰·布朗利的检方备忘录，弗里德曼在转发马克·阿方索邮件时问了尤德尔这个问题。

21 检方备忘录中收录了美施康定和奥施康定的年度销售利润，还包括销售额触发的员工奖金。另外，检方在备忘录里还提供了雷蒙德和莫蒂默使用的实体企业网的详细信息。

22 根据 2006 年 9 月递交约翰·布朗利的检方备忘录，罗宾·霍根的留言发生于 2001 年 3 月 15 日。

第十二章 重温止痛大战

1　简·巴兰坦博士的研究论文题为《慢性疼痛的阿片类药物疗法》，2003 年 11 月 13 日发表于《新英格兰医学杂志》。

2　不同于美国，丹麦等行使社会主义医疗系统的国家一直以来都有研究员可以调用并追踪治疗情况及效果的电子医疗记录系统。丹麦疼痛专家博尔·舍格伦（Per Sjögren）对比过阿片类药物治疗和其他治疗的疼痛痊愈时间长短。

3　退伍军人事务部因为过度使用阿片类药物和其他强效药物治疗军事人员，尤其从伊拉克及阿富汗退役的军人而饱受批评。可是最近，退伍军人事务部系统一直站在寻找疼痛替代疗法并尝试新疗法的前沿。

4　斯科特·菲什曼博士的言论来自我写的一本电子书《满世痛苦》（*A World of Hurt*），2013 年由《纽约时报》刊发。

止痛毒丸